NOUVEAUX MOYENS

DE

PROPHYLAXIE INFAILLIBLE

TRÈS-SIMPLES ET INOFFENSIFS

APPLICABLES CHEZ LA FEMME

Au moyen d'un nouvel instrument

CONTRE

LES MALADIES VÉNÉRIENNES ET CONTRE LA SYPHYLIS

ET

EXPLICATION THÉORIQUE

DES FORMES ET DES PHÉNOMÈNES DE LA SYPHYLIS PAR UN SEUL VIRUS AGISSANT COMME LES FERMENTS

PAR

G.-M. PLAÏTE

Docteur de la Faculté d'Athènes, ancien interne de clinique dans la même ville, et médecin de 2e classe dans l'armée hellénique.

> « Νῦν δ'οὐχ' οὕτως ἔχει ἀλλ'ὥσπερ καὶ τῶν ἄλλων τεχνέων πασέων οἱ δημιουργοὶ πολλόν ἀλλήλλων διαφέρουσι κατὰ χεῖρα καὶ κατὰ γνώμην, οὕτω δὴ καὶ ἐπ'ἰητρικῆς. »
>
> HIPPOCRATE.

PARIS

ADRIEN DELAHAYE, LIBRAIRE-ÉDITEUR

PLACE DE L'ÉCOLE-DE-MÉDECINE

1865

A MON ONCLE

J. STAMATAKI

EN RECONNAISSANCE DES SOINS QU'IL M'A DONNÉS DANS MON PREMIER AGE POUR MES ÉTUDES ÉLÉMENTAIRES.

Dr G.-M. PLAÏTE.

PRÉFACE

La syphylis est une maladie redoutable; par une prédilection bien naturelle, elle s'attaque aux forts; elle moissonne tous les jours la fleur de la jeunesse, surtout dans les grandes villes, et par l'hérédité elle prolonge ses ravages dégénérateurs jusque dans l'avenir! Il faut donc détruire la syphylis, ou bien la syphylis finira par détruire la société. Ce n'est pas que la question ait été négligée jusqu'ici. Depuis le commencement de ce dernier siècle, dans lequel la médecine a fait tant de progrès remarquables, les praticiens n'ont cessé de faire des expériences et des recherches actives sur les maladies vénériennes et surtout sur le poison qui cause la syphylis constitutionnelle, pour pouvoir déterminer la nature du virus syphylitique, en donner une définition claire, et trouver ensuite un traitement plus efficace et plus spécifique contre ces maladies affreuses.

Mais toutes ces recherches théoriques et expérimentales, quoique louables dans leur but comme dans la pensée qui les a fait entreprendre, n'ont produit d'autre résultat que celui de faire reconnaître les circonstances et le cas où il s'agit d'un chancre infectant vrai, et par conséquent que la syphylis constitutionnelle aura lieu certainement peu de temps après, pour administrer contre elle, sous cette forme seulement, les préparations mercurielles et l'iode, c'est-à-dire contre la plasticité anomale du sang, causant les indurations ganglionnaires, préparations qui d'ailleurs indifféremment données faisaient autrefois moins de bien que de mal.

Dans ces diverses expérimentations on a cherché en même temps à diminuer le nombre des malades, non-seulement par la guérison et par l'inspection des filles publiques, la plus attentive, mais encore on a essayé par des moyens prophylactiques, de rendre impossible le retour de la maladie. Il est vrai que ces divers moyens et toutes ces précautions, quoique partielles, ont eu une grande utilité et ont amené une diminution sensible des malades, et principalement dans quelques grandes villes de l'Europe occidentale, où ces mesures préservatives ont été mises en usage d'une manière plus énergique. Mais le mal existe malheureusement toujours; il a jeté autour de nous des racines profondes, et par conséquent, en raison de sa nature, il n'y a pas d'autre moyen de le combattre, de le détruire, et de le faire disparaître tout à fait du sein des sociétés, que par une prophylaxie plus étendue, plus facile à pratiquer par chacun tous les jours, et surtout pour la femme libertine et malpropre, chez laquelle ce mal existant est plus dangereux et sa propagation beaucoup plus facile, par des raisons que tout le monde peut comprendre et que les lecteurs trouveront détaillées dans cet ouvrage.

Guidé par une modeste expérience médicale d'une dizaine d'années sur cette matière, et surtout par le perfectionnement scientifique que nous devons à notre séjour depuis deux ans à Paris, cette Athènes moderne, cette admirable capitale de la nation française, si florissante et si glorieuse, et voyant bien qu'avec les moyens que nous possédons jusqu'à présent contre ces maladies, il nous serait toujours impossible de les vaincre radicalement, et de nous en défendre dans tous les cas, nous avons beaucoup réfléchi, et nous croyons enfin avoir découvert la prophylaxie, qui fait l'objet de notre travail. Par cette prophylaxie, que nous voulons aujourd'hui mettre en usage contre la contagion vénérienne et syphylitique, nous pouvons espérer infiniment, pour le bonheur de l'humanité souffrante, de diminuer et même d'effacer peu à peu ces maladies désastreuses.

Dans ce but, parmi les moyens très-simples et inoffensifs que nous proposons comme prophylactiques, nous avons imaginé encore un instrument particulier et indispensable sur cette affaire, que nous appelons coléocoréthron, à l'aide duquel toutes les femmes, même celles qui abusent le plus des plaisirs, pourront se tenir elles-mêmes toujours propres d'une manière parfaite très-facile et hygiénique, sans qu'elles puissent en même temps, si elles souffrent, communiquer leur mal à un autre individu sain.

En disant quelques mots préliminaires dans cet ouvrage, de l'histoire de l'origine, et du mode de propagation des maladies vénériennes, ainsi que de la nature et du mode d'action du virus syphilitique,, nous avons essayé de démontrer l'existence de ces maladies dès la plus haute antiquité et la naissance de ce virus dans l'espèce humaine, et par conséquent d'expliquer les divers phénomènes qui se présentent à nous dans ces maladies syphylitiques, d'après une nouvelle manière de voir, théoriquement, en adoptant que le poison ou virus syphylitique, unique dans sa nature, est un ferment ou un composé animal, essentiel non vivant, provenant d'une fermentation putride, et qui, par sa présence, agit sur notre économie d'une manière analogue au levain dans les fermentions, et modifie le sang par fermentation lente. A l'appui de cette opinion, nous citons quelques observations et expérimentations récemment faites par les physiologistes et les chimistes les plus renommés, et elle nous semble rationnelle; néanmoins, cette théorie, qui nous paraît si plausible, nous ne la démontrerons pas, peut-être, suffisamment, à cause de notre faiblesse, et c'est au lecteur qu'il appartient de la juger; mais nous sommes convaincu toujours et très-heureux de penser qu'il voudra bien avoir pour nous toute l'indulgence à laquelle nous donne droit notre qualité d'étranger reconnaissant et ami de la France.

Enfin, si cette prophylaxie extrêmement utile que nous proposons aujourd'hui, avec l'invention d'un instrument particulier, utile encore à d'autres circonstances, comme très-facile à pratiquer, non nuisible aux mœurs, et absolument générale, vient à réussir, et fait quelque bien, comme nous l'espérons, nous en aurons la joie la plus profonde et la conscience satisfaite : car notre premier vœu, en prenant la plume pour écrire ce livre, a été de travailler principalement pour le bonheur de l'humanité.

Dr G.-M. PLAÏTE.

Paris, 20 août 1865.

NOUVEAUX MOYENS

DE

PROPHYLAXIE INFAILLIBLE

Très-simples et inoffensifs

CONTRE

LES MALADIES VÉNÉRIENNES ET SYPHYLITIQUES.

CHAPITRE PREMIER

DE LA MÉDECINE ET DE SES TRAVAUX SPÉCIAUX SUR LES MALADIES VÉNÉRIENNES ET LA SYPHYLIS (1) PROPREMENT DITE, DEPUIS LE XVe SIÈCLE JUSQU'A NOS JOURS.

A l'époque où nous vivons, époque dans laquelle tant de découvertes nouvelles ont été faites dans les sciences, dans les arts et dans l'industrie, pour le bonheur plus réel de l'humanité, et quand tant d'autres théories nouvelles et plusieurs mo-

(1) Le mot syphilis, introduit pour la première fois par Fracastorius en 1546 dans la médecine, ne représente pas clairement l'idée de cette maladie, écrit comme on l'écrit aujourd'hui. Il nous paraît qu'il est arrivé ici encore ce qui arrive très-souvent à plusieurs auteurs qui veulent toujours, et avec raison, composer, quand il s'agit de la nomenclature scientifique, tous les mots en les tirant de l'ancien grec ; mais qui en même temps ne donnent pas une attention suffisante à la dérivation et la signification propre de ces mots chez les anciens, et il nous

difications des anciens procédés ont été adoptées dans les sciences physico-chimiques, aujourd'hui surtout quand la médecine qui, depuis la plus haute antiquité jusqu'à ce dernier siècle, a été considérée par tout le monde comme la plus vague et la plus empirique des sciences, s'élève enfin, à juste

faut alors, dans le cas où un de ces nouveaux mots ne représente pas bien nettement la chose propre, nous adresser au parain lui-même pour apprendre de lui ce qu'il a entendu dire et exprimer par ce mot. Quelques-uns disent que le mot syphilis provient de σὺν, avec, et φιλεῖν, aimer, mais cette signification ne nous paraît ni claire ni convenable. Bosquillon voulait que ce mot fût dérivé de σιφλος, haïssable, et il proposait d'écrire syphilis : mais ce n'est pas la seule maladie qui paraisse haïssable, car il y a bien d'autres maladies qui sont plus dégoutantes que la syphylis, par exemple la lépre, l'éléphantiasis, le cancer ulcéré de la face, etc. Fracastorius dit que c'est à cause d'un nommé Syphilus, berger du roi Alcithoo, qui aurait été la première victime de la syphylis en punition de son impiété, qu'on adopta la dénomination de syphilis. Mais ce sont des illusions purement gratuites de ce médecin qui était en même temps un des poëtes de cette époque, où ont été écrites sur la syphylis tant de choses bizarres et mythologiques. Pour nous, nous adoptons comme étant plus correcte l'orthographe du mot syphylis ou symphylis, de σὺν, avec et φῦλον, sexe, c'est-à-dire maladie propre à l'homme qui, siége surtout aux parties génitales caractéristiques des deux sexes. J'ai lu, et j'ai entendu encore, qu'on se sert des mots syphiosis et syphihémie pour exprimer la syphylis même et la cachexie qu'elle engendre dans le sang, ou pour mieux dire la modification inconnue par sa nature dans tous les corpuscules élémentaires solides et liquides de l'économie. Mais nous ne trouvons pas le mot primitif avec lequel sont composés ces deux mots ; peut être est-ce le mot σιφειός ? Mais ce mot signifie en grec autre chose tout à fait différente. Nous pensons donc qu'il serait mieux de dire syphyliosis et syphylidhémie, comme nous disons syphylide, etc. Nous trouvons encore, entre autres exemples, qu'on se sert de mots comme ceux-ci, pneumoclasie, amnémonomie, céphalorrhé-

titre, grâce aux gigantesques progrès des sciences naturelles et surtout de la chimie et de la physiologie, au rang d'une science véritable, ayant des théories plus justes, des investigations plus exactes, et une pratique plus intelligente et plus sûre, et par conséquent plus bienfaisante, à notre époque, disons-nous, est-il juste le moins du monde, pour nous praticiens, de rester tranquilles et de nous tenir satisfaits de tout ce qui a rapport aux maladies vénériennes et surtout sur cette forme particulière appelée syphylis? et par conséquent n'est-il pas de notre devoir au contraire de travailler courageusement nuit et jour pour amener la disparition de ce fléau qui depuis quatre siècles

mie, etc., et qu'il serait aussi beaucoup mieux de remplacer ces mots par les suivants : pneumonorhéxis, de ῥήγνυμι, je romps, et non de κλάω, je coupe, je casse, parce qu'il s'agit ici de vésicules pulmonaires qui se rompent ; amnémosine, de ἀμνημοσύνη, encéphalhémorrhagie, de ἐγκεφαλαιμοῤῥαγία ; lesquels, de notre avis, expliquent mieux le sens que nous voulons exprimer. En physique et en chimie également nous employons les mots endosmose et exosmose, de ἔνδον, en dedans, et ἔξω, en dehors, et de ὠσμὸς, de ὠθῶ, je pousse, qui n'expliquent pas bien le phénomène naturel qui s'accomplit dans cette opération en vertu de la porosité ou de la capillarité, et il serait aussi mieux de les remplacer par le mot seul diidrose, de διά, à travers, et ἱδρόω, suinter, pour comprendre à la fois les deux diverses opérations de ce phénomène physique. Nous avons lu dernièrement encore dans la *Gazette des hôpitaux* le mot hystérocautomie, auquel, nous croyons, il faut substituer hystérocaustotomie ou hystérocotérotomie, parce que nous disons caustique et pas cautique, cautère, etc. Ici il ne convient pas certainement d'énumérer plusieurs autres mots mal composés ; mais, quoi qu'il en soit, nous pensons qu'un jour on se trouvera forcé de débarrasser les sciences naturelles, et surtout la médecine, d'une telle nomenclature qui nous semble pour la plupart mal faite.

cause tant de maux et exerce tant de ravages dans presque tous les rangs de la société, et qui est la plus grande des calamités qui puisent affliger l'humanité, même chez les peuples civilisés? Certainement non, nous répondra-t-on tout de suite, et on s'empressera d'ajouter avec étonnement à celà : mais, est-ce qu'on n'a pas dit et écrit jusqu'ici tout ce qu'il était possible de dire et d'écrire sur ces maladies? Est-ce qu'on n'a pas fait aussi des recherches et des théories nombreuses, ayant pour but de mieux connaître la nature et la composition du virus syphylitique? Et de plus, est-ce qu'on n'a pas ajouté de nouveaux modes de traitement aux anciens? De notre côté, nous convenons de celà parfaitement, mais nous soutenons que malgré tout ce qu'on a écrit sur cette branche de la pathologie, malgré tout ce qui a été fait par des praticiens éminents et des spécialistes, qui se sont occupés laborieusement de ces maladies, malgré tout ce qu'ils ont écrit surabondamment, et après des recherches et des théories interminables, et des discussions hypothétiques et souvent contradictoires; néanmoins aucun résultat réel et efficace, résultat pourtant si désiré de tout le monde, n'a été obtenu jusqu'à présent pour la disparition de cette formidable peste du sein des sociétés modernes, et principalement des sociétés civilisées.

Pourquoi donc la solution heureuse de cette question si importante à la pathologie elle est restée jusqu'ici inaccessible et insurmontable à la science, malgré les grands progrès que nous avons faits de nos jours dans toutes les autres branches de la médecine? Pourquoi règne-t-il encore sur les maladies vénériennes et sur la syphylis une grande obscurité, une telle incertitude, et des discussions sans bornes parmi les syphyliographes et les praticiens? Est-ce que c'est la science elle-même qui est sans action sur cette branche pathologique? Ou bien est-ce que ce sont les praticiens et les syphyliographes et surtout les spécialistes qui, pouvant faire mieux pour le bonheur de l'humanité, ne l'ont pas fait, retenus par des considérations personnelles? Il est incontestable qu'aucune de ces deux hypothèses n'est fondée. En effet l'unique aspiration de la science, comme celle des praticiens, qui sont de nos jours plus qu'autrefois les dignes représentants d'Esculape, est de consacrer toutes leurs veilles pour conserver à l'homme la santé qui est son premier bien et sans laquelle il n'y a pas de bonheur sur la terre. La véritable cause de cette impuissance doit être attribuée à d'autres motifs. D'abord à notre ignorance sur la nature du virus syphylitique et ensuite aux difficultés naturelles qui résultent du siége particulier et honteux qu'occupe la maladie, difficultés qui ont empêché de faire toujours un examen suffisant et surtout dans la clientèle particulière, et par l'impossibilité où l'on se trouve ainsi de voir tout ce qui se passe, et de constater exactement la manière dont se propagent les maladies vénériennes et la syphylis, comme de suivre également pas à pas la véritable marche du traitement jusqu'à sa fin. C'est ce qui a causé dans la fameuse épidémie au commencement du xve siècle, la confusion et les mauvaises descriptions de ces maladies, de telle sorte qu'aujourd'hui nous ne pouvons pas facilement en tirer quelque chose de positif sur les vrais symptômes et sur les diverses formes de l'infection générale par le poison, ou, comme on l'appelle, par le virus syphilitique de cette époque.

D'après l'éminent praticien M. Nélaton, aujourd'hui que la science a fait tant de progrès, il ne doit être permis sous aucun prétexte, à aucun praticien bien instruit des mystères de la science, d'abandonner ces malades au hasard ou de les livrer à leur volonté, et moins encore de se laisser fléchir par les prières ou de céder aux oppositions des parents qui les entourent, afin qu'il puisse être toujours libre de leur donner les secours qui leur conviennent, surtout quand leur vie est en danger, et conjurer ainsi les fatales conséquences que peut entraîner un délai quelconque à un moment donné. En cas d'urgence, il est préférable d'opérer soi-même de bonne heure, même quand le succès est incertain, au lieu de voir venir froidement la mort sans lui opposer aucun remède scientifique. En effet, dans ces cas graves, quand on opère de bonne heure, il y a toujours lieu d'espérer qu'on sauvera quelques-uns des sujets opérés, et ce n'est que lorsque la mort est absolument inévitable que nous ne sauvons personne.

Donc la mort qui survient après une opération faite à cause d'une lésion inévitablement mortelle est préférable à celle qui survient quand le même malade succombe sans aucune opération, puisque de cette manière le malade a encore une dernière chance de salut.

Telles sont à peu près les paroles du savant professeur dans sa dernière leçon clinique de cette année quand il comparait les opérations qui ont été pratiquées en France sur les kystes de l'ovaire pendant les deux dernières années, à celles qui ont été pratiquées en même temps en Angleterre où aujourd'hui cette opération se pratique avec un succès plus grand, parce que les malades y consentent volontiers à subir de bonne heure cette opération toujours si grave en elle-même, et surtout quand les malades sont tout à fait épuisés.

En rapportant ces paroles du savant professeur, vraiment nous ne sommes pas disposé à comparer les maladies syphylitiques complétement à ces kystes de l'ovaire, et à d'autres tumeurs de la même nature et gravité, et qui sont presque toujours mortelles, et pour lesquelles sont indiquées et se pratiquent aussi ces dangereuses opérations; mais, pour démontrer, par analogie, que la science aujourd'hui ne nous permet pas de rester inactifs et de sang-froid devant une maladie aiguë ou chronique, quelle qu'elle soit, qui détruit la santé de l'homme et cause pour l'avenir son malheur de différentes manières sans que, par un bon traitement même, il puisse jamais revenir à son premier état de santé. C'est la syphylis véritablement qui est la plus affreuse, la plus détestable et la plus destructive des maladies qui peuvent atteindre l'homme. Car il est connu que le plus souvent elle produit en lui tant de cachexies, tant d'impuissances et d'affaiblissements, sans compter plusieurs autres maladies chroniques et héréditaires, que si nous la comparons à beaucoup d'autres maladies pestilentielles et qui donnent la mort presque immédiatement, mais qui heureusement sont très-rares puisqu'elles ne reparaissent qu'à de très-longs intervalles de temps, nous trouverons naturellement que la syphylis est plus mauvaise et plus pernicieuse que celles-ci à cause de sa fréquence dans toutes les sociétés humaines, et de ses ravages qu'elle exerce tous les jours dans presque tous les rangs de la société, et parce qu'après elle laisse des cachexies et des hérédités fatales, dans les sujets qu'elle a frappés, qui empoisonnent un grand nombre de générations. Par tous ces motifs, donc, il faut que la science, ou pour mieux dire les praticiens, ses représentants, mettent en œuvre toutes leurs forces et déploient tout leur zèle pour combattre par tous les moyens possibles ce fléau redoutable et le faire disparaître à jamais du sein des sociétés.

Pendant que les praticiens se disputent sur la nature et sur la consistance du virus syphylitique, en s'efforçant d'étudier et d'apprendre à mieux connaître cette nature par des théories et suppositions obscures, et par des recherches microscopiques impénétrables peut-être pour toujours à l'esprit humain; et pendant qu'on se préoccupe seulement d'un traitement compliqué, et nuisible le plus souvent pour la guérison rapide et complète, sans jamais s'occuper assez de trouver une prophylaxie sûre pour ces maladies affreuses, pendant ce temps la syphilis continue à faire de nouveaux ravages tous les jours, en cachette, et se multiplie sous toutes les formes, dans toutes les sociétés civilisées, à notre honte éternelle dans l'esprit des gens éclairés qui, voyant qu'on a découvert tant d'autres choses utiles au bonheur de l'humanité, et qu'on a combattu par des moyens efficaces beaucoup d'autres maladies, s'étonnent qu'on ne soit pas encore parvenu à les garantir contre ses attaques dégénératrices et meurtrières.

Il est vrai que cette lacune n'a encore été comblée ni par les auteurs ni par les praticiens, quoiqu'ils connaissent très-bien cependant le mode de propagation et le siége du mal, qui est accessible à toute leur investigation, et rend ainsi possible et facile même toute espèce de traitement, et il est aussi vrai qu'un grand nombre de malades qui ont déjà souffert, et qui souffrent encore très-souvent, endurant ou supportant pour ainsi dire l'existence en eux de cette maladie, restent tranquilles sans se plaindre et sans invoquer l'assistance des médecins ni la vigilance des autorités et de ses conseils hygiéniques. Mais les causes qui empêchent la guérison vite et la disparition complète des maladies vénériennes et des affections syphylitiques, sont les deux suivantes : la première de ces deux causes consiste en ce que ces maladies, malgré leur caractère destructif, n'entraînent que très-rarement la mort des malades d'une manière assez déterminée par elles-mêmes pour qu'ils soient engagés à demander à temps les secours de la science. Car il est bien connu que tous les malades et surtout ceux qui appartiennent à la classe populaire ne songent pas très-souvent à aller consulter les médecins, si ce n'est dans le cas où le danger est imminent, comme dans les maladies aiguës, et dans les cas traumatiques graves et d'urgence. Dans ces cas-là seulement on recourt immédiatement aux médecins et aux chirurgiens, et on est prêt alors à dépenser, s'il le faut, tout ce qu'on possède pour sauver sa vie. Mais c'est le contraire qui a lieu malheureusement, presque toujours pour les maladies chroniques et latentes, et surtout tant qu'il leur reste assez de force pour travailler, comme, par exemple, dans la plupart des fièvres intermittentes, dans la syphylis, ainsi que nous venons de le dire, et dans d'autres maladies chroniques qui ruinent lentement la santé et déterminent enfin la mort quand elles ne sont pas soignées à temps. La seconde cause consiste en ce que les maladies vénériennes et syphylitiques ayant leur siége, et se développant surtout aux parties génitales, c'est ce qui nous empêche presque toujours de les examiner attentivement; il devient alors très-difficile de raisonner et d'agir pour le mieux sur cette affaire très-nécessaire dans ces maladies qui sont déjà trop confuses et mystérieuses. Telles sont donc les deux causes principales qui nous ont empêchés jusqu'à présent de guérir tous les malades et de vaincre la maladie.

Sur tout cela on nous objectera, sans doute, que la science et les praticiens n'ont jamais manqué de faire tout ce qu'il était possible sur cette question très-intéressante, et on ajoutera encore qu'aucun de tous les moyens connus n'a été épargné de la part des médecins et des conseils hygiéniques pour la salubrité générale ainsi que pour la prophylaxie elle-même; et que c'est à cause des motifs précédents inhérents à la nature des choses qu'il ne nous est pas possible de faire disparaître à jamais ces maladies terribles par des poursuites plus actives que celles que nous possédons aujourd'hui entre nos mains. D'ailleurs nous avons beaucoup de moyens efficaces et surabondants pour bien soigner ces maladies, et un beau jour nous parviendrons assurément à les diminuer d'une manière notable et même à les anéantir tout à fait.

A toutes ces observations nous répondrons non sans quelque étonnement que, malgré tous ces moyens innombrables pour le traitement de ces maladies, et malgré tout ce qu'on a écrit et imaginé sur la nature et l'existence du susdit virus ou poison syphylitique, il nous manque encore malheureusement les plus utiles et les plus sérieux des moyens qui jusqu'à présent, à tort, ont été négligés dans les recherches principales des praticiens et des syphyliographes; ces moyens, disons-nous, consistent en une prophylaxie complète et sûre à l'aide de laquelle nous pouvons éviter non-seulement la propagation successive de ces maladies, mais encore nous pouvons parvenir enfin à y mettre un terme définitif.

En effet, à quoi sera utile le traitement seul contre les maladies vénériennes et contre la syphylis, quand le poison qui les propage nous reste inconnu, et quand nous manquons contre lui d'un antidote sûr qui s'oppose à la contagion d'autres individus qui viennent prendre la place de ceux que nous avons déjà guéris? Est-il possible d'arrêter jamais la marche désastreuse de ces maladies dans les rangs des sociétés, sans avoir enfin des moyens capables de les prévenir dans tous les cas? Nous répondrons, non, jamais.

Quand, à la fin du XVe siècle, la fameuse invasion épidémique de la syphylis eut lieu à Naples, en Italie, d'une part il ne fut pas pris certainement à cette époque, par les gouvernements voisins, des mesures sanitaires convenables et assez sévères, de telle sorte que la propagation de la syphylis ne put avoir lieu si rapidement et dans presque toute l'Europe, qui jusqu'alors avait eu le bonheur d'en être préservée, et d'un autre côté, les médecins de cette époque ignorant absolument la nature et l'action propre du virus syphilitique, n'opposaient à l'action du mal qu'un traitement tout à fait empirique et insuffisant pour les malades dont le nombre se multipliait dans des proportions à cause des mouvements qui se faisaient en Europe, par les guerres de cette époque.

Aussi ne distinguaient-ils pas la différence qu'il y avait entre des maladies syphilitiques proprement dites et les vénériennes, et d'ailleurs comme ils ne connaissaient pas non plus la véritable action du mercure sur l'organisme, ils l'administraient indifféremment toujours et à grandes doses, et le remède alors, avec raison, était très-souvent pire que le mal, en causant non-seulement la cachexie particulière du sang, l'hydrargyrie, mais encore les rhumatismes et d'autres maux selon les constitutions et les tempéraments. Il résulte ceci d'une manière claire que, dans une telle confusion d'idées et par une telle ignorance, on ne pouvait pas avec un traitement presque empirique et incomplet agir sur ces maladies qui se présentaient, et obtenir toujours un résultat satisfaisant; il n'y avait pas moyen également d'empêcher le moins du monde la propagation du mal parce qu'en même temps on ne portait aucunement son attention sur la prophylaxie, qui est si importante et qui peut s'établir tous les jours par des moyens tels qu'ils rendent dans les rapports sexuels toute inoculation radicalement impossible.

C'est pourquoi nous restons toujours convaincu que la véritable cause qui a fait que la science n'a pas encore été aussi utile à l'humanité, qu'elle l'aurait voulu et qu'elle l'aurait pu, en la présence de ces funestes maladies, c'est principalement ce manque de la part des praticiens, d'avoir concentré toute leur attention sur cette question intéressante de la prophylaxie par des moyens très-énergiques et infaillibles, sans lesquels les médecins et la police des mœurs se trouvent complétement privés des voies nécessaires pour combattre toutes les difficultés qui se rencontrent quand on travaille à anéantir ces maladies qui échappent à tous en raison de leur nature et de leur siége. En effet, ces difficultés sont nombreuses parce que la communication de ces maladies se fait surtout clandestinement, et il n'y a pas d'autre moyen d'arrêter la propagation du mal, si ce n'est une prophylaxie sûre; de sorte que chacun des individus ayant l'arme propre entre ses mains puisse avoir toujours une sûreté parfaite pour sa santé au point qu'il puisse affronter, dans l'imprudence de la passion, les rapports sexuels les plus suspects. Car, différemment et par le traitement seul, comme nous l'avons dit, il n'est pas possible de suffire à toutes les exigences de la situation, puisque nous ne pouvons pas en même temps guérir tous les malades et leur interdire pendant le traitement les rapports sexuels, pour qu'à leur tour ils ne communiquent pas à d'autres leur mal.

Les malades syphylitiques malheureusement sont innombrables, surtout dans les grandes villes, où la communication sexuelle dans toutes les positions de la société est devenue nécessairement assez facile, de sorte que, ni la police, ni la médecine ne peuvent s'interposer utilement pour empêcher le mal et ses dangers, ce qui fait qu'il y a tous les jours de nouvelles victimes en secret et surtout dans la dernière classe, qui est obligé en même temps de travailler pour vivre, et qui, par conséquent, ne peut songer à consolider définitivement la guérison par le repos et par le traitement approprié, si ce n'est quand le mal est très-prononcé, que d'ailleurs le malade a des ressources de vivre. Il existe aussi dans les classes élevées de la société un grand nombre de jeunes gens malades qui retenus souvent par la pudeur, ou abusés par le charlatanisme, se traitent eux-mêmes en cachette en faisant toujours incomplétement usage des médicaments, d'une manière inintelligente, et par conséquent ils restent longtemps en proie à leur mal qu'ils communiquent souvent à d'autres individus sains, et ainsi de suite, quelquefois par ignorance, et très-souvent par débauche et par perfidie.

Il est certain que tout le monde, et avec raison, s'étonna à la vue de cette subite invasion d'un pareil mal en Italie, et quand les troupes françaises et espagnoles furent atteintes gravement comme les italiennes elles-mêmes, elles s'accusaient réciproquement de s'être empoisonnées les unes les autres, si bien que les Italiens l'appelaient le mal français, et les Français le mal italien. Immédiatement, furent alors prises quelques précautions et des mesures rigoureuses, mais impuissantes contre cette maladie. Mais comme on ignorait la nature véritable du mal, et nous l'ignorons encore, et par conséquent un traitement plus rationnel, comme il était très-difficile de séparer tous les malades en même temps des individus sains, il était tout à fait impossible d'arrêter la contagion qui devint presque universelle, chose regrettable, sans doute, mais qu'il faut toujours attribuer à ce qu'on n'a jamais cherché à imaginer des moyens prophylactiques faciles et sûrs pour tout le monde, de sorte que, comme nous le souhaitons, chacun puisse, en s'en servant, neutraliser la force et l'absorption de tout autre miasme, et même du virus syphylitique.

Tout le monde connaît les règlements et les mesures très-sévères, mais toujours insuffisantes, qui furent prises en France contre la syphylis peu de temps après l'apparition de cette épidémie italienne ; entre autres, cette loi draconienne qui fut décrétée à Paris, à cette époque, et par laquelle on condamnait à la mort toute personne qui aurait été convaincue d'avoir donné cette maladie à une autre saine. Quelle différence de cette époque avec la nôtre! Dans ce temps, les malades syphylitiques étaient accumulés de prime abord dans des maisons particulières qui s'appelaient *Petites Maisons*. Mais, quand les malades se furent multipliés, on les faisait entrer dans d'autres hôpitaux et surtout à l'Hôtel-Dieu où, dans un même lit, étaient couchés quelquefois deux et trois de ces malheureux malades avec d'autres encore atteints de diverses maladies, et ils mouraient presque tous à cause de cette accumulation dans des salles étroites et malsaines où ils étaient dépourvus de tous les soins de propreté et d'hygiène. Ces ordonnances contre les maladies syphylitiques étaient si sévères et impitoyables, que tout malade qui entrait à Paris souffrant de la syphylis, et étant reconnu, il était immédiatement renvoyé. Si quelqu'un était découvert comme ayant donné son mal à un autre individu sain, il était condamné à mort, comme nous l'avons dit.

Voici ce que dit sur ce sujet le savant professeur M. Bouchardat dans son *Formulaire*, en parlant de l'organisation générale et de l'admirable administration, à notre époque, des hôpitaux de Paris : « Ce fut dans les dernières années du règne de Charles VIII, vers 1495, que l'on connut en France, la maladie syphilitique. » Un arrêt du Parlement, 6 mai 1495, s'exprime ainsi : « Pour ce qu'en cette ville y avait plusieurs malades de certaine maladie contagieuse nomée *vérole*, qui depuis deux ans a eu grand cours dans ce royaume, tant de cette dite ville de Paris que d'autres lieux, à l'occasion de quoi était à craindre que sur le printemps elle multipliât, a été avisé qu'il était urgent d'y pourvoir. « L'arrêt ordonne en conséquence, d'après un examen préalable de deux commissaires du Parlement réunis à l'évêque, aux échevins et à des magistrats du Châtelet, que ceux qui viendront à Paris en étant infectés seront renvoyés à l'instant même dans leur pays. La crainte était si forte que l'arrêt condamne à la mort l'étranger qui resterait à Paris, ou le pauvre qui sortirait de l'asile où on le recevrait, avant que sa guérison fût certaine. Les malades atteints de syphilis furent d'abord relégués comme des parias dans un lieu comme les Petites-Maisons. »

Voilà ce qui se passait à cette époque en France où le mal avait été transporté d'Italie par les troupes françaises, et se répandit peu à peu dans presque tout le royaume. Mais, dans le même temps, en Italie, où les mœurs étaient plus libres et la débauche plus facile, les maladies syphylitiques prirent une grande et rapide extension, tellement que tout le monde fut effrayé par ce nouveau fléau ; et c'est alors que prirent naissance mille suppositions bizarres et comiques sur l'existence de cette épouvantable maladie. Les poëtes même de l'époque écrivirent plusieurs épigrammes dans lesquelles ils représentaient cette maladie comme ils leur convient, étant toujours rois dans le domaine de la fantaisie, sous toutes les couleurs les plus illusoires et les plus fabuleuses. Dans quelques pays on traitait les malades syphylitiques inhumainement : on les renfermait et on les empêchait absolument de communiquer avec les autres, et on croyait à tort que le mal pouvait se propager par l'atmosphère et par la respiration même comme par le contact immédiat, et que la Providence avait envoyé cette maladie pour châtier l'homme. Sur ce point voici ce que dit M. Forget dans son article sur la syphylis dans le *Dictionnaire de la conversation :* « Comme si par elle (la syphylis) la Providence eût voulu punir l'homme de l'abus qu'il peut faire des passions instituées pour son bonheur. »

Mais après ces frayeurs, ces sévères exils, ces détentions rigoureuses et toutes ces punitions, qu'est-ce qui fut opposé à la syphilis? Certainement rien, absolument rien. Comme c'était conséquent! Car dès l'invasion foudroyante de cette maladie on ne prit aucune précaution et on ne donna aucun conseil particulier sur la propreté privée, et par conséquent sur la prophylaxie réelle pour des individus malsains qui communiquaient toujours clandestinement avec ceux qui n'étaient pas atteints ; c'est-à-dire en donnant à tout le monde des moyens propres par lesquels chacun pût être assuré qu'il ne pourrait, quand même il se mettait en contact avec une personne malade, plus être infecté du virus syphylitique et jouir ainsi d'une immunité précieuse pour les cas suspects. Or, il est évident qu'en s'appuyant sur le traitement seul, traitement encore insuffisant et très-souvent nuisible, les médecins ne pouvaient certainement limiter en rien ce mal qui avec une grande vitesse parcourut enfin toute l'Europe, et qui aujourd'hui existe très-fréquemment dans toutes les contrées habitées par l'homme civilisé.

Comme il nous est toujours difficile d'obtenir un traitement rapide et parfait pour les malades syphylitiques, non-seulement parce qu'ils ne demandent pas tous, dès le principe, les secours de la science, mais encore parce que pendant leur traitement ils ne suivent pas exactement chez eux tous les conseils des médecins, et par conséquent tous ceux qui se soignent dans leur domicile souffrent très-souvent longtemps, et la maladie devient chronique; tandis que, au contraire, nous savons bien que dans les hôpitaux heureusement il n'arrive pas la même chose, parce qu'il n'est pas permis aux malades de s'abandonner à tous leurs désirs, et parce que la séparation absolue des malades syphylitiques est possible sans laisser avoir lieu une communication immédiate entre les individus malsains et ceux qui ne sont pas atteints de cette maladie. De même, à la première vue, il semble qu'il est très-difficile d'obtenir l'application des moyens prophylactiques tels qu'ils soient d'un usage facile et que chacun puisse les avoir à sa disposition, et, suivant ses besoins, en faire usage pendant les rapports sexuels suspects.

Mais, malgré ces difficultés apparentes, nous

pensons néanmoins que le moyen de poursuivre et d'atteindre les maladies vénériennes et la syphilis, c'est la prophylaxie comme le plus sûr, le plus efficace et le plus convenable pour la santé même en général. Car on peut mettre en œuvre ce moyen d'une manière très-énergique, de telle sorte que quiconque prend soin de sa santé peut agir lui-même efficacement sans qu'il y ait besoin désormais d'être soigné ni par les médecins, ni par la police médicale, qui d'ailleurs ne pourraient pas intervenir pour ces mille petits détails qui restent toujours ignorés et qui leur échappent naturellement par la force des choses. Il nous devient de plus en plus démontré par toutes ces raisons que jamais ne pourra suffire aucun autre moyen qu'une prophylaxie sûre, très-facile, et applicable, dans tous les cas, à l'extinction complète et radicale que nous ambitionnons d'obtenir pour le bonheur de l'humanité, d'autant mieux que nous croyons que la présence de ce mal entretient dans les âmes un découragement nuisible aux mœurs, lesquelles gagneraient même quoiqu'il y eût une plus grande liberté pour satisfaire ses passions. Car les filles perdues souffrent surtout en secret et donnent non-seulement leur mal très-souvent à beaucoup d'autres personnes impunément avant d'être guéries; mais encore elles sont la cause d'une décroissance générale du respect dû au beau sexe en les faisant regarder pour leur malheur comme des parias, et pendant ce temps le mal continue de se propager. Chez la femme, qui est créée pour le bonheur domestique de la famille, pour nourrir elle-même et élever ses enfants auxquels elle donne les premiers soins, étant les plus importants, et qui pour cela est la digne compagne de l'homme ; chez la femme, disons-nous, à cause de la disposition anatomique de ses parties naturelles, la propreté, et par conséquent la prophylaxie, contre les maladies vénériennes, est beaucoup plus difficile que chez l'homme, et beaucoup plus utile, puisqu'elle ne laisserait jamais exister ni se développer quelque miasme ou virus, qui, chez la femme, reste souvent caché comme un feu sous les cendres, d'où il peut à un moment donné se répandre facilement et faire beaucoup de mal.

En effet, supposons une fille perdue ou une fille publique infectée et souffrante, rien n'est plus facile que de la voir infecter plusieurs individus sains par la facilité avec laquelle elle se communique au premier venu avant de se soumettre très-souvent à aucun traitement et sans être jamais punie à cause de son état malsain. Nous croyons donc de plus en plus qu'il est très-nécessaire qu'avant de chercher à combattre les maladies vénériennes et la syphylis par un traitement plus efficace et complet, et encore par une prophylaxie quelconque générale, il faut fixer d'abord toute notre attention sur la femme perdue et malsaine. Car c'est chez elle qu'il existe toujours d'une part toute la facilité possible pour la conservation d'un miasme ou d'un virus, et la propagation impunie par elle peut avoir lieu d'une manière plus grande et plus inévitable, et de l'autre côté, parce que la guérison parfaite et tout examen actif des parties malades chez elle est plus difficile à se faire tous les jours.

Donc pour la femme, il y a plus de nécessité d'établir l'existence de moyens prophylactiques à l'aide desquels elle puisse avoir et entretenir toujours ses parties propres et saines, et de cette manière, commencerait peu à peu la diminution d'abord, et la disparition complète enfin, des maladies vénériennes et syphylitiques. Nous renonçons à énumérer ici tous les détails et toutes les difficultés qui existent chez la femme quand elle souffre de ces maladies honteuses; car tout cela est connu des praticiens; mais nous ajouterons que, bien qu'il nous paraisse difficile d'avoir pour cette affaire d'autres moyens plus efficaces, et qu'il y en ait déjà plusieurs dont se servent les filles malades pour leur traitement chez elles et pour leur propreté hygiénique, néanmoins, il nous manque encore un moyen efficace et très-utile, à l'aide duquel il soit possible à chaque fille d'être dans un état de salubrité parfaite; parce que les moyens que l'on tient jusqu'ici de la science sont inefficaces et même tout à-fait impuissants, comme nous allons le voir plus bas. Donc, la solution de cette question si importante, d'une prophylaxie sûre, est impossible sans fixer toute notre attention exclusivement sur la femme, parce qu'il est bien connu qu'elle donne plus facilement et beaucoup plus souvent la maladie vénérienne et même la syphylis grave à l'homme, que l'homme à elle. L'homme, en effet, dans la plupart des cas, et quand il souffre sérieusement, ne peut pas communiquer alors facilement à la femme, pour lui donner son mal, à cause des douleurs qu'il éprouve, portant surtout des chancres; mais ce n'est pas la même chose pour la femme malade.

Là-dessus, peut-être, on pourra nous faire observer d'abord, qu'à cause de la région dans laquelle siége le mal vénérien, il nous est impossible d'empêcher toute absorption, et de neutraliser le virus parfaitement, pour que personne ne soit jamais infecté par les moyens de prophylaxie si perfectionnée qu'elle fût, et ensuite, que nous ne connaissons pas des substances assez innocentes et propres à cette application, et de telle sorte qu'elles puissent toujours nous donner un résultat complet et infaillible, et enfin, que peu nous importent tous ces moyens, puisque nous en avons beaucoup d'autres pour un traitement parfait; et d'ailleurs, nous avons plusieurs autres règles générales sur la salubrité et la propreté privée, et surtout pour les filles publiques, précautions dont chacun de ceux qui veulent s'en servir peut obtenir un résultat agréable. On nous fera observer encore que plusieurs liquides ont été recommandés par les praticiens, liquides qui, par des ablutions, sont toujours très-utiles, et le mal, grâce à tous ces moyens, a été assez diminué, même dans les grandes villes, pour qu'il soit permis d'espérer qu'un beau jour ce mal disparaîtra tout à fait du sein des sociétés.

Il est vrai qu'aujourd'hui, dans quelques-unes des grandes villes de l'Europe, où autrefois ces maladies étaient beaucoup plus fréquentes, elles paraissent bien diminuées, grâce aux moyens abondants pour le traitement, et pour la propreté privée qui s'exécute mieux chez les peuples civilisés, et surtout au traitement bienfaisant par lequel chacun des malades peut être guéri dans les hôpitaux spéciaux, sans avoir absolument rien à dépenser, et surtout à Paris, où se trouvent les meilleurs des hôpitaux, et où tous les moyens sont surabondants. Mais le mal existant toujours en cachette, comme nous l'avons dit, dans presque tous les rangs de la société, et surtout chez les jeunes gens, qui par leur position ne peuvent pas être soumis à la surveillance de la police médicale, il n'est pas possible, d'aucune manière, de le faire disparaître radicalement par les moyens seuls que nous possédons jusqu'à présent. A ceux qui considèrent les choses de cette manière, nous prenons en outre la liberté de répondre qu'ils causent un grand dommage à la science et aux praticiens dont le devoir est non-seulement de guérir tous les malades qui souffrent d'une maladie quelconque, mais encore de les prévenir, pour qu'ils n'en contractent pas d'autres bien connues, comme par exemple la syphylis, qui sans cesse menace la société comme une épée de Damoclès.

On sait bien que tous les gouvernements, pour chaque maladie épidémique, qui est toujours suivie d'une grande mortalité, telle que le choléra, le typhus, la fièvre jaune, la variole, la scarlatine, etc., prennent avec raison tous les règlements sanitaires les plus sévères, et décrètent même des lois draconiennes, pour empêcher toute communication avec les contrées voisines dans lesquelles existe un de ces fléaux, quoique ces maladies pestilentielles se propagent, pour la plupart, par l'atmosphère, et par conséquent, toutes les mesures dont l'homme peut s'armer contre elles le plus souvent sont inefficaces. Mais, pour la syphylis, elle, qui ne se propage que par le contact immédiat, et qui est, sans doute, un pareil fléau, comme nous l'avons dit, et qui sévit continuellement dans toutes les sociétés, et cause à l'homme tant de maux destructifs chroniques et héréditaires, quelles mesures sont en usage pour la faire disparaître, excepté celles d'un traitement très-compliqué et insuffisant encore ? La syphylis n'est-elle pas si grave et si nuisible que les autres maladies pestilentielles, et par-dessus tout, la plus ignoble de toute maladie qui détruit l'espèce humaine par ses ravages continuels ? Ne donne-t-elle pas lieu chez l'homme à des malheurs beaucoup plus multipliés par son mode d'agir que toute autre maladie pestilentielle ? Pour notre compte, nous estimons que, si la syphylis n'entraîne pas après elle une aussi grande mortalité que les autres maladies pernicieuses et pestilentielles, elle les égale par les désastres qu'elle produit tous les jours, et par son action latente et chronique, elle cause enfin à plusieurs individus des maux si insupportables, que quelques malades souvent auraient préféré mille fois la mort par une autre maladie pernicieuse, au lieu d'avoir été ainsi rongés peu à peu et consumés à la longue par une si affreuse maladie, et qu'on n'ose pas déclarer souvent sans quelque pudeur.

En effet, tout le monde connaît les mauvais résultats de la syphylis chez les malades qui en ont souffert longtemps, et qui ont subi plusieurs fois un traitement mercuriel très-énergique. Nous savons aussi combien d'autres maladies cutanées et de tumeurs gommeuses sont les conséquences de la syphylis, qui enfin amène une cachexie particulière dans tout le sang (syphylidémie), et par laquelle se propage tres-souvent la syphylis héréditaire. Voici ce que nous dit sur ce point M. Lagneau dans le *Dictionnaire de médecine*, en 1844 : « Pendant vingt ans, on ne parle que d'ulcères des parties génitales (chancres), de pustules de différentes formes, croûteuses, sèches ou ulcérées, d'ulcères rongeants des lèvres, de la gorge, du nez, de douleurs nocturnes dans les membres, de paralysies plus ou moins incomplètes, de la perte du nez, des oreilles, des testicules, et même du membre viril, etc. »

A cause de ces affreuses maladies, il est bien

avéré que des familles entières sont infectées et détruites, surtout par l'hérédité, et pendant toute la fleur d'une première santé parfaite et vigoureuse qui faisait leur caractère original; ce mal chasse aussi le respect et la paix et trop souvent le bonheur même du ménage. Combien de jeunes hommes, souvent jouissant d'une santé florissante et doués d'une intelligence remarquable, sont condamnés, à cause de cette maladie, à la vie célibataire faute de puissance, et à une instruction incomplète et infructueuse, et enfin ils restent malheureux toute leur vie, perdant ainsi le plus bel avenir, au grand désespoir de leurs familles! Combien de jeunes filles ont partagé le même sort et ont été perdues pour toujours pour s'être abandonnées à un entraînement passager ou victimes souvent d'une passion malheureuse!

Jusqu'à quand donc les praticiens seront-ils obligés dans leur clientèle de demander toujours soigneusement, surtout pour chaque maladie chronique, à leurs malades, s'ils n'ont jamais eu la vérole, pour pouvoir diagnostiquer de quoi il s'agit? Chose à laquelle très-souvent les malades, par pudeur, répondent négativement quoiqu'ils en aient souffert autrefois; à la suite de quoi mille confusions et mille erreurs sur le traitement propre de plusieurs maladies! Jusqu'à quand encore les diverses administrations et les citoyens seront-ils assujettis aux grandes dépenses qui sont imposées toujours à cause de cette honteuse maladie? Tandis qu'il serait possible de les décharger de ces surcroîts de dépenses, et les malades de mille autres malheurs, en faisant disparaître radicalement cette maladie de tous les rangs des sociétés.

Pour ne pas parler vraiment de tous les membres de la société qui la composent, d'ailleurs, il est bien reconnu que plusieurs des fils des familles honorables et même encore parmi les plus haut placées, dans leurs premières passions contractent ce mal à leur grande surprise, et par pudeur alors se traitent en secret d'une manière souvent empirique et surtout dans les petites villes, où tout le monde se connaît, et où le respect humain exerce un empire plus tyrannique ; c'est ce qui fait qu'on gagne plus facilement la cachexie syphylitique et toutes ses suites fâcheuses. Beaucoup plus souvent souffrent aussi les autres basses classes de la société et encore les troupes quand elles sont dans les villes où il se trouve plusieurs des filles perdues, malsaines, qui ne sont soumises à aucune inspection et ne se traitent pas convenablement. Cela prive souvent les armées, et surtout dans les détachements, de leurs meilleurs soldats, car cela d'une part les décourage, et de l'autre impose aux gouvernements des frais considérables, qu'il serait possible d'éviter, comme nous l'avons déjà dit, en rendant en même temps un grand service à toute société, par une prophylaxie générale et très-sûre.

Sur la facilité de la propagation clandestine de la syphylis, surtout dans les grandes villes, voici ce que disent MM. Belhomme et Aimé Martin dans leur ouvrage (1). « Dans les classes élevées au contraire on cherche surtout les femmes galantes qui se livrent à la prostitution clandestine. Or, ces femmes, jeunes pour le plus grand nombre, et qui échappent aux visites réglementaires, sont fréquemment atteintes soit de chancres infectants, soit d'accidents secondaires contagieux. Il résulterait de cela ce fait, qui peut au premier abord paraître paradoxal, c'est qu'on est d'autant plus exposé à la contagion syphilitique, qu'on paye plus cher le droit de la braver. »

Ces femmes galantes, et qui souvent sont si nuisibles dans la société, est-il toujours possible à la police de les reconnaître en flagrant délit et de les renfermer pour qu'elles n'infectent d'autres personnes jusqu'à leur guérison? ou bien est-il possible d'éviter à jamais les maladies syphilitiques en les traitant seulement sans empêcher en même temps toute nouvelle infection, à moins que les malades eux-mêmes ne jouissent d'une prophylaxie sûre pour qu'ils ne puissent communiquer leur mal à d'autres individus sains? Nous répondrons, jamais.

Ici, on nous dira peut-être que nos sollicitudes sont exagérées, et que les individus qui souffrent par suite de leur débauche et qui sont aujourd'hui moins nombreux qu'autrefois, gué-

(1) *Traité de pathologie syphilitique et vénérienne*, 1 vol. in-12, p. 127. Paris, 1864.

rissent toujours parfaitement et que ce mal est beaucoup diminué et paraît s'être comme naturalisé chez l'homme, et par conséquent, il n'y a pas lieu à craindre qu'il s'aggrave davantage. Nous répondrons tout de suite que la prétendue diminution qu'on dit être sensible aujourd'hui surtout dans quelques villes de deuxième et de troisième classe, pour le nombre de la population, comme Turin, Bruxelles, La Haye, Copenhague, etc., est comme due principalement à la propreté et à une prophylaxie plus énergique ; quoique cette prophylaxie soit bien éloignée d'être complète et toujours sûre même dans les maisons publiques, et non pas au traitement seul. C'est encore parce que la population dans ces dites villes n'est pas si nombreuse qu'à Paris, et dans d'autres aussi grandes villes où il est beaucoup plus difficile de prendre les mêmes précautions et donner la même attention sur cette affaire, car le mal se propage surtout clandestinement : et d'ailleurs à Paris, toute proportion gardée, il nous paraît que les cas ne sont pas plus nombreux que dans les précédentes villes.

Nous avons déjà dit que dans la grande invasion de la syphylis, vers la fin du XVe siècle, tout le monde s'effraya tout à coup et que les médecins de cette époque ignoraient totalement la nature et le mode d'action du virus syphylitique, et par conséquent, on ne faisait aucune distinction entre les maladies vénériennes et la syphylis proprement dite. Ce ne fut qu'un siècle et demi après, en 1657, que le virus fut bien reconnu par Fernel, médecin distingué et ingénieux de cette époque, et qui proclama le chancre comme spécial et comme étant toujours le vrai et unique résultat du virus syphylitique, partant de l'infection générale, et que, indépendamment de ce virus propre, il peut exister d'autres maladies vénériennes légères et bénignes qui n'engendrent jamais une infection syphylitique. Dix ans plus tard le chancre simple et le chancre infectant furent décrits aussi par Thierry Héry et Ambroise Paré ; mais ces deux grands médecins et d'autres de cette époque, loin d'admettre deux espèces de virus syphylitique, n'y ont pas même songé. Ceci est soutenu de nos jours par un grand nombre de praticiens distingués, les dualistes, qui s'appuyant sur les diverses expérimentations qu'on a faites par l'inoculation du pus virulent, tantôt plus épais et bénin, tantôt plus séreux et malin, à cause de la densité du virus, disent que le chancre simple ou mou est tout à fait d'une nature différente à celle du susdit chancre infectant ou induré, parce que le premier ne donne jamais lieu à l'infection grave ou syphylis constitutionnelle. Beaucoup d'autres syphyliographes soutiennent, au contraire, l'ancienne idée de Fernel et admettent qu'il n'y a qu'un seul virus syphylitique sous deux formes différentes ou sous deux degrés. C'est ce qui nous paraît aussi plus exacte et vrai, comme nous le verrons quand il en sera question, mais d'une manière de voir particulière, pour expliquer tous les phénomènes de la syphylis. Les expérimentations nombreuses qu'on a faites depuis le commencement de ce dernier siècle, et les diverses doctrines et théories n'ont pasencore éclairé malheureusement, d'une manière satisfaisante, cette grande question de la nature du virus syphylitique.

Après de nombreuses discussions théoriques et pratiques, après la création de plusieurs nouvelles doctrines, sans aucun résultat bien déterminé et utile, et, en un mot, malgré tous ces faits plus apparents que réels, nous disons, nous, qu'il règne encore malheureusement sur les maladies vénériennes la plus grande confusion et la plus grande ignorance. Nous n'examinerons pas ici en détail cette question, mais nous disons d'avance que dans toutes les expériences qu'on a faites, et qui continuent à se faire pour déterminer la nature du virus syphylitique, il existe toujours des erreurs nombreuses et invincibles, à cause du siége et de la nature même de ces maladies, et, par conséquent, les conclusions qu'on a tirées pourront être démontrées un jour vaines et mal fondées par d'autres expérimentations contraires et plus claires. Alors le traitement lui-même de ces maladies pourra subir beaucoup de variations. Nous laisserons de côté entièrement tout ce qui regarde ces théories et ces doctrines, et le traitement lui-même, notre intention étant ici de nous occuper exclusivement des moyens avec lesquels il est possible d'établir une prophylaxie accessible à tout le monde, et pouvant donner des résultats certains.

En effet, si nous nous occupons exclusivement par des expérimentations téméraires et parfois cruelles, quand il s'agit de les appliquer à l'homme, pour démontrer la nature du virus syphilitique, en laissant de côté tout autre moyen de prophylaxie, à quoi nous serait-il utile enfin d'avoir la connaissance de la nature du virus syphylique, s'il nous était donné de l'avoir à l'aide du microscope ou autrement, puisque nous ne pouvons pas en même temps empêcher la propagation qui se fait tous les jours clandestinement? On nous dira peut-être que la connaissance parfaite du virus syphylitique peut nous conduire dans la suite à un traitement plus simple, plus rationnel et plus innocent, et encore à une prophylaxie sûre et compléte. Mais en attendant, si l'on s'obstine à chercher des choses inaccessibles à découvrir et comprendre pour jamais peut-être, et si surtout nous ne parvenons pas enfin à ce but si désiré, est-il juste de voir de sangfroid s'accomplir toujours, et sous nos yeux, la propagation de ce mal à l'infini?

Il est temps de diriger tous nos efforts vers l'invention des moyens quelconques pour une prophylaxie sûre contre ces maladies désastreuses, moyens dont l'emploi nous permettrait de combattre le mal dans son siége, de le circonscrire, et de l'y fixer pour le faire disparaître ensuite par le traitement, sans qu'il puisse infecter d'autres individus sains. Il est vrai qu'après les expérimentations hasardeuses sur l'inoculation du virus syphylitique, pendant ces dernières années, on a fait aussi d'autres expérimentations, en mélangeant du pus virulent avec d'autres substances liquides, et en l'inoculant ainsi étendu pour voir si, de cette manière, son action diminue et ne donne pas lieu à l'apparition d'un nouveau chancre de la même nature. Dans ce cas, on a observé que presque toujours le résultat, avec raison, était négatif. Parmi ceux qui ont expérimenté sur ce fait, on remarque MM. Ricord, Langlebert, Rodet, Rollet et beaucoup d'autres en France. M. Ricord a mélangé le pus virulent avec des acides purs ou étendus avec d'autres liquides plus légers, etc., et toujours, à ce qu'il dit, le résultat était négatif. Ce phénomène est dû sans doute à l'atténuation du pus virulent et à la propriété astringente, plus ou moins forte, de ces liquides; car lorsqu'il est étendu, le virus perd par ces liquides la proportion qui existe dans chaque goutte du liquide, et il est beaucoup moindre, par conséquent, l'absorption du pus virulent est plus faible ou minime, et alors la reproduction du chancre souvent n'a pas lieu, comme cela ne manquerait pas d'arriver, si le pus virulent était concentré, et quand il aurait pu donner naissance à un chancre. Dans ce cas-là, en même temps le liquide, comme astringent, empêche l'absorption parfaite par les vaisseaux lymphatiques et capillaires, et c'est ce qui fait avorter l'inoculation.

Mais, après toutes ces expérimentations, qui malheureusement n'ont pas mis jusqu'à présent les praticiens sur la voie désirable pour trouver une prophylaxie sûre et applicable dans tous les cas, nous sommes encore dans une obscurité complète quant à la solution de cette question si importante. Jusqu'ici nous ne connaissons pas assez clairement si une substance liquide astringente ou un acide assez étendu, et par conséquent inoffensif, est toujours profitable chez la femme malade, quand elle s'en sert avec des ablutions convenables, pour qu'elle ne donne pas, au moment des rapports sexuels, son mal à un autre individu sain. Quelques-uns des praticiens ont indiqué et trop recommandé plusieurs substances liquides et astringentes comme utiles et prophylactiques pour cela, mais la manière de les appliquer étant toujours vicieuse, ils ne peuvent pas donner sans doute le résultat attendu, et en même temps ils ne profitent en rien à la propreté et à la santé en général.

Avec le sentiment d'impartialité qui nous anime en écrivant sur cette matière délicate, et en même temps contrariante par sa nature, si nous n'obtenons pas les suffrages de nos confrères, nous aurons au moins le bonheur, nous l'espérons, de ne pas leur déplaire. Car la prophylaxie que nous proposons est un spécifique assuré non-seulement contre les maladies vénériennes et la syphylis, mais encore elle est un moyen très-utile à la santé privée et générale, et elle est bien loin de porter aucune atteinte aux mœurs par une facilité plus grande aux plaisirs; au contraire, cette prophylaxie leur sera plutôt favorable, comme nous l'avons déjà dit, en relevant le moral de l'homme et en rendant à la femme toute sa dignité.

Cette partie de l'hygiène publique et privée n'a pas fait de progrès jusqu'ici, parce que les praticiens et les diverses administrations de la salubrité publique n'ont jamais assez donné d'attention aux détails particuliers qui se rencontrent chez la femme, par des raisons anatomiques et physiologiques, et chez laquelle restent toujours retenues, faute d'une propreté complète, des matières miasmatiques qui donnent lieu à des maladies et à des ravages bien connus. C'est après avoir longtemps réfléchi à toutes ces causes que je me suis enfin résolu de proposer quelques moyens plus efficaces sur la prophylaxie contre les maladies vénériennes et la syphylis, pour contribuer ainsi, autant qu'il m'était possible, à la santé publique et privée, surtout des femmes perdues, et obtenir, comme je le désire, de mon travail un peu de bien pour l'humanité souffrante.

Nous venons de dire que beaucoup de praticiens de nos jours recommandent certains composés liquides comme moyens prophylactiques puissants contre les maladies vénériennes et syphylitiques, mais ces recommandations sont stériles et insuffisantes, parce qu'ils n'indiquent pas un usage d'une manière qui soit facile et profitable. Les ablutions qu'on fait très-souvent avec les seringues connues et des liquides fort astringents ne donnent pas toujours, malheureusement, le résultat qui serait si désirable pour la prophylaxie et pour la santé des femmes souffrantes. Voici ce que dit M. Rollet en parlant sur la prophylaxie de ces maladies (1) : « Sans doute, nous avons avec tous ces composés les éléments d'un traitement prophylactique efficace et très-varié; mais ce traitement est-il bien utile? Et d'abord, il est très-difficile à appliquer, car il faut mettre le liquide en contact avec tous les points où la communication a pu se faire, et le laisser au moins deux heures. »

Nous concluons de ceci, que M. Rollet et beaucoup d'autres praticiens distingués sont arrivés, en tâtonnant, à toucher presque au but désiré d'une prophylaxie sûre par ces liquides, que nous citerons plus tard dans un autre chapitre, mais ils disent qu'il nous est impossible de les appliquer toujours, et de plus, il faut que le liquide employé soit mis en contact avec tous les points où la communication peut se faire, c'est-à-dire avec tous les points de la muqueuse malsaine chez la femme, dont les parties offrent une grande surface en mille replis que nous ne pouvons pas, sans un moyen efficace et particulier, mettre en rapport avec un liquide sur tous les points de la

(1) *Recherches cliniques et expérimentales sur la syphilis*, p. 572. Paris, 1861.

muqueuse, ou avec tous les replis du vagin et du col de l'utérus, entre lesquels se trouve toujours cachée la matière ou le muco-pus miasmatique et virulent, sans jamais pouvoir, par les procédés connus de propreté, débarrasser toute la muqueuse de toute substance malsaine. M. Rollet nous dit encore que ces liquides prophylactiques, dont nous verrons plus tard en détail la valeur, doivent être laissés en contact pendant deux heures pour avoir un résultat satisfaisant. En effet, si cela est vrai, ce serait alors une prophylaxie partielle très-difficile à appliquer, et en même temps nuisible à la muqueuse. Mais cette prophylaxie peut devenir tout à fait simple, inoffensive et générale, en donnant à la femme un instrument particulier avec lequel elle puisse faire facilement en quelques minutes la toilette complète de sa muqueuse, car, avec les divers instruments qu'elle a à sa disposition jusqu'ici, il ne lui est pas possible de la faire parfaitement, et le muco-pus reste toujours en petite quantité entre les replis de la muqueuse. Tandis qu'avec un liquide rafraîchissant ou légèrement astringent, et antimiasmatique, elle peut, dans tous les cas donnés et sur-le-champ, faire sa toilette prophylactique et hygiénique en même temps, sans qu'il soit possible, lors qu'elle conserve en elle une matière malsaine, qu'elle communique son mal à un autre individu sain. Or nous croyons être à même d'obtenir ce résultat, comme nous le démontrerons quand nous parlerons de l'application générale des moyens prophylactiques que nous voulons mettre en usage pour les deux sexes.

M. Rollet appelle cette prophylaxie traitement prophylactique, et au point de vue de la disparition parfaite de la syphylis, il ajoute encore : « Quant à moi, je ne vois pour prévenir le développement ou la propagation de la syphylis, que des mesures de police plus rigoureuses et mieux exécutées, ou un antidote qui soit au poison syphylitique ce que la vaccine, par exemple, est au poison variolique. » Il est superflu de répéter qu'il nous sera pour toujours impossible d'agir contre la syphylis d'une manière efficace et générale, tant que nous envisagerons les choses, comme nous le faisons jusqu'ici, partiellement, et que nous regarderons comme impossible, à cause de leur nature, de trouver les moyens propres et suffisants pour une prophylaxie complète, et c'est une vaine espérance que de compter pour triompher du mal sur le traitement seul. Les deux moyens que souhaite M. Rollet pour faire disparaître la syphylis nous sont inaccessibles et impossibles d'une manière générale, et par conséquent ils seraient toujours partiels et insuffisants même, s'il nous était facile de les mettre en œuvre.

Et d'abord, nous l'avons dit, la police ne peut pas suffire à une telle tâche, puisqu'elle ne peut pas étendre sa surveillance au delà des filles inscrites et des maisons publiques ; encore ailleurs que dans les grandes villes existe-t-il toujours une prostitution clandestine qui lui échappe par des nécessités sociales. Il est bien clair aussi que, dans le cas même où nous aurions ce prétendu vaccin syphylitique, soit encore plus bénin, il nous serait impossible d'inoculer tout le monde. Car ici il ne s'agit plus d'un mal promptement mortel et se propageant par l'atmosphère, ou par le contact immédiat, et par les voies aériennes, comme la variole, le typhus, etc., et auquel soient exposés tous sans exception, d'une manière inévitable, mais il s'agit d'une maladie à la fois affreuse et honteuse, dont le siége et le mode de propagation sont bien connus, et de laquelle une grande partie de la société ne souffre jamais; et qu'on peut l'éviter, si l'on veut, c'est-à-dire quand la raison et la sagesse s'opposent à la passion du plaisir.

Il s'ensuit que l'inoculation par une substance virulente d'une nature analogue à celle du virus syphylitique, ne sera jamais praticable sur une grande échelle et sans de grandes exceptions. Car pour cela nous pensons que la loi la plus sévère serait nécessairement très-limitée dans son application. Alors, cette inoculation sera partielle, et il resterait toujours beaucoup de portes ouvertes au mal. Personne en effet ne consentira à être inoculé par une substance qui empoisonne le sang et donne lieu à une cachexie éternelle, puisqu'on se montrait et se montre trop souvent rebelle à la vaccine elle-même, qui pourtant ne laisse après elle aucune cachexie appréciable dans le sang.

Mais rien de tout cela n'est possible et praticable sans une prophylaxie rationnelle et très-simple. En effet, si nous parvenons à donner à la femme, qui est toujours la principale source de ce mal, le moyen d'avoir ces parties toujours propres par des composés liquides antimiasmaques et inoffensifs, et en même temps, si l'homme se trouve pourvu aussi de quelques précautions très-simples, nous aurons certainement résolu cette question, et nous serons à jamais débarrassés de cette honteuse maladie et de toutes ses conséquences déplorables.

Supposons une fille débauchée malsaine et adonnée clandestinement à la prostitution, elle pourra en toute liberté communiquer impunément son mal à plusieurs individus sains, parce que pour une telle fille, l'incertitude, quand ce n'est pas la honte, empêche de la livrer. Mettez donc entre les mains de cette jeune fille tous les moyens sûrs pour être toujours propre et saine, ce qui est son intérêt, sans doute, en se soignant par elle-même, et vous la sauverez elle-même et ses victimes.

Ces mesures devenant générales, vous mettez un obstacle absolu à la transmission des maladies vénériennes et de la syphylis. Rien n'est plus évident. C'est pour atteindre ce but bienfaisant que nous avons imaginé un instrument particulier duquel chaque femme peut se servir, non-seulement pour empêcher tout miasme ou virus d'être communiqué à un autre individu sain, au moment du rapprochement sexuel, mais encore pour avoir toujours ses parties délicates propres et saines en les lavant parfaitement dans tous leurs points, bien souvent avec des liquides simples, prophylactiques et rafraîchissants en même temps.

La toxicologie et la médecine expérimentale nous apprennent que presque tous les poisons et même les plus forts toxiques étant étendus par divers liquides fort astringents, ou par des acides purs et étendus, la quantité étant la même, perdent une grande partie de leur force et ne donnent plus la mort, comme ils le faisaient auparavant. Ainsi, par exemple, le savant professeur et habile expérimentateur, M. Cl. Bernard, a observé récemment encore que le curare, un des plus forts poisons connus, étant mélangé à une petite quantité d'alcool, et dans la proportion qui tue un lapin, si nous l'introduisons par la peau dans la circulation du sang de cet animal, ne lui amène pas la mort, tandis que la même quantité de curare, sans alcool, tue un autre lapin de la même taille dans dix minutes.

Ce phénomène, au dire du savant professeur, a lieu par deux raisons : d'une part, l'alcool modifie ou affaiblit un peu le poison, étant ainsi plus étendu ; et, de l'autre, ce qui est infiniment plus probable, l'alcool agissant comme un astringent sur les vaisseaux capillaires et lymphatiques, fait qu'il faut, pour s'accomplir l'absorption du liquide toxique, beaucoup plus de temps. Or, dans ce cas, la petite quantité qui s'absorbe plus lentement n'agit pas sur le sang et sur les nerfs instantanément, et l'économie résiste mieux et s'accoutume, pour ainsi dire peu à peu, à l'action du poison.

Éclairés par ces faits et par d'autres pareils, nous voyons qu'il est en notre pouvoir, en employant, soit l'alcool, qui agit d'une manière stimulante et antimiasmatique (tout le monde sait combien l'alcool est utile, non-seulement sur toutes les plaies récentes ou chroniques, mais encore sur tout ulcère suppurant et contagieux), soit par l'acide acétique, le vinaigre simple ou mieux celui des roses, et plusieurs autres liquides de la même nature, d'obtenir un résultat merveilleux pour une prophylaxie sûre contre les maladies vénériennes et syphylitiques, en mettant ces liquides bien étendus en contact avec la muqueuse malsaine et suppurante chroniquement, de telle sorte qu'aucun des points de cette muqueuse malade n'échappe à l'action de ces liquides. Dans ce cas-là, après une ablution parfaitement faite, et après quelques autres précautions toujours faciles à prendre, un individu malsain peut communiquer avec un autre sain, en cas d'imprudence ou ignorance, sans aucun danger.

Ici, il n'est pas besoin de recourir à des composés liquides trop forts et nuisibles à la muqueuse, qu'on recommande jusqu'à présent. Il suffit un peu, avant d'un rapport sexuels suspect, d'en administrer d'autres simples et bien étendus, comme nous l'avons dit, et qui débarrassent toute la surface de la muqueuse de son mucus malsain, pour que la sûreté soit complète. Tous les praticiens qui recommandent leurs composés liquides et fort astringents, disent que si l'on s'en sert bien, et après un espace chronique assez long, on obtient toujours un bon résultat de cette prophylaxie; mais puisqu'il n'y a pas un moyen pour leur application convenable et suffisante, on ne doit pas espérer qu'ils puissent réussir dans tous les cas, et par conséquent être toujours utiles et inoffensifs. Ici donc il y a une lacune, il fallait un instrument particulier à l'aide duquel chaque femme pût faire, toujours et dans tous les cas, sa toilette prophylactique et en même temps hygiénique d'une manière facile et agréable. Or, c'est cette lacune que nous croyons avoir comblée par l'instrument que nous avons inventé, et que nous appelons coléocoréthron, de κολεός, vagin, et κόρηθρον, balai, brosse, et dont nous ferons à la fin de cet ouvrage la description détaillée.

Après avoir parlé dans ce premier chapitre d'une manière générale sur les caractères et l'étendue des maladies vénériennes et syphylitiques, sur les déplorables ravages qu'elles ont faits dans l'humanité jusqu'à présent, et sur les moyens avec lesquels la science a essayé de combattre ces maladies, nous parlerons dans le chapitre suivant de leur historique et de leur naissance, comme du mode d'action et de la propagation du virus syphylitique, à cause de sa nature spéciale, en examinant attentivement quelle est cette nature et comment ce virus peut être composé, ce qui est très-important pour la prophylaxie que nous proposons. Dans les troisième et quatrième chapitres de cet opuscule nous parlerons de tout ce qui concerne notre prophylaxie, c'est-à-dire de la salubrité et de la santé publique et privée relativement à ce sujet, et des substances qui servent aujourd'hui à la prophylaxie, en ajoutant que par notre procédé particulier nous faisons usage de meilleures, comme plus simples et innocentes de ces substances liquides, et en finissant, après avoir fait la description du coléocoréthron, nous indiquerons avec soin la manière de s'en servir, et nous donnerons *quelques règles générales* prophylactiques pour les deux sexes.

CHAPITRE DEUXIÈME

HISTOIRE, ORIGINE ET NATURE DES MALADIES VÉNÉRIENNES ET SYPHYLITIQUES (1).

Dans ce chapitre, comme dans le précédent, nous parlerons d'une manière générale de l'histoire et de l'origine de ces maladies, comme aussi de leur nature et de leur mode d'action, et de plus, nous fixerons notre attention sur les causes anatomiques et physiologiques qui rendent raison de l'existence de ces maladies dans l'espèce humaine. Nous expliquerons aussi par des raisons

(1) Très-souvent les syphyliographes se servent de ces deux mots : *vénérienne* et *syphylitique* au même sens. Pour éviter la confusion qui est la conséquence de diverses théories sur la nature du virus syphilitique, nous croyons pouvoir entendre par le mot *vénérienne* toutes les blennorrhagies, les bubons, les végétations, et même le chancre simple ou mou, qui ne donne lieu que très-rarement à l'infection générale ou complète et grave; au contraire, par le mot *syphylis* et *syphylitique*, nous entendons, nous, toute infection générale, grave ou complète, opérée par une absorption forte du virus syphylitique, et qui est suivie de la syphylis constitutionnelle et du chancre induré ou infectant. Car nous adoptons, comme nous allons le voir plus tard, un seul virus, qui donne lieu, suivant sa condensation et suivant sa quantité plus ou moins grande, à des infections générales diverses et plus ou moins fortes, c'est-à-dire que quelques-unes de celles-ci, lentes et incomplètes, sans troubles sérieux, et qui avortent facilement et s'éliminent par la nature, et d'autres, fortes et complètes, ce qui donne lieu à la syphylis constitutionnelle et à la différence de deux chancres.

physico-chimiques, comment peuvent se produire dans les parties génitales de l'homme et surtout de la femme, des miasmes ou la production d'une substance quelconque très-pernicieuse, nommée virus syphylitique, pendant une fermentation pudride de diverses substances animales mêlées et accumulées dans le vagin féminin sous l'influence atmosphérique et de la chaleur animale; et enfin, sur l'existence de ce fameux virus syphilitique qui, très-probablement, remonte jusqu'à la plus haute antiquité, mais qui appela surtout l'attention des médecins, lors de l'invasion de la grande et effrayante épidémie qui a eu lieu en Italie à la fin du xve siècle, et à propos de laquelle la plupart des syphyliographes admettent que le virus syphilitique aurait été transporté d'Amérique par les compagnons de Christophe Colomb.

Celui qui désire connaître en détail l'histoire de ces maladies, les diverses théories et les doctrines des auteurs et des spécialistes modernes sur cette matière, surtout en France, n'aura pas besoin de consulter d'autres ouvrages que les deux derniers, qui ont paru il y a un an à Paris; l'un par MM. Belhomme et Aimé Martin (1), l'autre par M. Langlebert (2). Dans l'introduction du premier, on trouve tous les détails relatifs à l'histoire et aux théories sur les diverses doctrines

(1) *Traité pratique et élémentaire de pathologie syphilitique et vénérienne.* 1 vol. in-8 de 684 pages. Paris, 1864.

(2) *Traité théorique et pratique des maladies vénériennes.* 1 vol. in-8 de 755 pages. Paris, 1864.

exposées d'une manière à la fois concise et complète. Dans le second, on trouve aussi très-bien présentées toutes les maladies vénériennes et syphylitiques et les diverses théories, et surtout la doctrine de l'unicisme, dont l'auteur est un grand et chaleureux partisan, et soutient vigoureusement la lutte contre les dualistes. M. Langlebert démontre par des arguments solides l'existence d'un seul virus syphilitique, mais sous deux formes ou degrés, et il croit que ce virus agit sur l'économie en se multipliant, et que le chancre infectant est la première manifestation de l'action forte du virus syphylitique dans le sang, et par lequel commence à être infecté toute l'économie par une reproduction ou multiplication continuelle.

Pour nous, quoique nous adoptions avec lui, sans doute, l'existence d'un seul virus, nous ne croyons pas que cette reproduction ou cette multiplication du virus se fait dans le sang, parce qu'il nous paraît très-probable que le virus syphylitique est un ferment ou un composé organique animal non vivant, qui jouit de la propriété du ferment, et par conséquent, il agit sur la masse du sang veineux d'abord, à la manière du levain, c'est-à-dire de molécule à molécule, comme nous allons essayer de le faire voir plus bas.

I

HISTOIRE ET EXISTENCE DES MALADIES VÉNÉRIENNES DÈS LA PLUS HAUTE ANTIQUITÉ.

Dans les ouvrages et les renseignements qui nous ont été transmis par les anciens auteurs de diverses époques, nous trouvons plusieurs témoignages qui attestent l'existence des maladies vénériennes dans toute l'antiquité, en remontant même jusqu'aux premiers hommes. Pour tous ces documents, il paraît très-probable que toutes les blennorrhagies, les bubons, les végétations, le chancre simple et même le chancre induré, mais beaucoup plus rarement, existaient déjà dans l'antiquité. En commençant dès les temps mêmes des Hébreux et des Égyptiens, nous apprenons, quoique obscurément, qu'à cette époque, quelques sujets souffraient de ces maladies d'une manière déplorable, comme on peut le voir par la législation de Moïse, contenue dans le *Pentateuque*. Si ces maladies, à cette époque, étaient plus répandues, et les malades plus nombreux, c'est une chose que nous ne pouvons pas, sans doute, savoir d'une manière certaine et précise, parce qu'à cette époque, l'état des lettres et la civilisation n'ont pas permis aux médecins de ce temps de nous léguer à cet égard des sources sûres et abondantes, pour nous aider dans l'étude de ces maladies.

Beaucoup plus tard, quand l'esprit humain se fut plus développé, et que l'examen pratique et philosophique des choses put se faire plus attentivement, à l'époque, disons-nous, des Grecs, nous voyons l'immortel et éminent observateur Hippocrate, qui nous donne plusieurs renseignements sur les bubons et sur les blennorrhagies des deux sexes. Dans la période romaine, nous voyons aussi Celse, l'Hippocrate des Romains, et cinquante années après Celse, le grand médecin Galien, qui nous ont bien décrit, et en détail même, ces maladies. Celse surtout a décrit le chancre simple et phagédénique d'une manière plus détaillée qu'on ne l'avait fait avant lui, et il dit que ces maladies s'appelaient à cette époque mal de campagne. A l'époque Alexandrine, à celle des Arabes et des Byzantins, et en un mot à toutes les époques où a existé un brillant développement intellectuel jusqu'au xve siècle, quand la fameuse épidémie parut en Italie, nous trouvons partout quelques notions sur l'existence de ces maladies, dont la description n'est pas toujours complète et satisfaisante, à cause de l'ignorance du temps et le défaut de l'imprimerie, parce qu'il est certain que la plupart des ouvrages des anciens sont perdus, comme les exemplaires n'étaient pas nombreux ; de telle sorte que nous ne pouvons pas savoir s'il existait alors en même temps tous les phénomènes de la syphylis proprement dite et même des manuscrits plus détaillés sur ces maladies mystérieuses, qu'il n'était pas facile de publier largement, et qui aujourd'hui sont distingués et considérés comme une maladie particulière et tout à fait nouvelle. Mais, quoiqu'il fût impossible pour ces maladies d'avoir une description complète, à cause de l'obscurité qui régnait dans la médecine de ces époques, cela n'empêche pas cependant qu'elles ne pussent réellement exister alors comme aujourd'hui : quoique d'intensité différente et peut-être moins fréquentes, néanmoins, elles pouvaient également avoir la même nature et la même origine. Donc, puisqu'il est avéré historiquement que les maladies vénériennes ont existé dans toute l'antiquité et ont accompagné l'homme dans toutes les phases de son existence sur la terre jusqu'à la fin du xve siècle, qu'est-ce qui pourrait nous faire croire que ces maladies n'étaient pas toujours de la même nature, quoique plus bénignes, par une rareté peut-être, de la débauche, et du coït malpropre avant l'épidémie du 1494? et qui pourra nous démontrer victorieusement que le virus syphylitique n'existait pas en Europe avant cette épidémie? puisque les anciens auteurs ne parlent pas de ce virus, et que nul d'entre eux ne nous a décrit tous les symptômes que nous observons aujourd'hui sur la syphylis constitutionnelle? De même, dans ces diverses époques où les médecins ignoraient beaucoup d'autres choses plus faciles à connaître exactement que la syphylis, il était plus juste encore qu'ils ignorassent les syphylides et tous les phénomènes secondaires de la syphylis constitutionnelle, quoiqu'ils existassent toujours, et qui d'ailleurs, aujourd'hui encore, sont plus rares que les autres affections vénériennes, locales ou générales ; et alors, comment pourrons-nous savoir et affirmer qu'elles n'existaient pas dans l'antiquité, et que les médecins ne nous les aient pas décrites, soit par ignorance et inattention, soit parce qu'ils croyaient que ces maladies secondaires, et surtout les syphylides, étaient d'autres maladies particulières de la peau, et non le résultat de la syphylis constitutionnelle? Sur tout cela, personne ne peut nous répondre d'une manière précise, parce que nous manquons, en raison de la nature mystérieuse de ces maladies, de tous les renseignements nécessaires pour résoudre scientifiquement cette question si intéressante.

Pour nous, nous sommes fermement convaincu que la cause des maladies vénériennes, ou le poison appelé virus, qui leur donne naissance dans la majorité des cas, n'est pas autre chose qu'un mauvais produit de la race humaine, causé par la débauche et l'excès des plaisirs variés, et en même temps par la négligence de tout soin de propreté, comme nous allons le voir à l'instant même ; et si dans l'antiquité, nous ne trouvons pas des preuves claires de l'existence de la syphylis proprement dite, comme nous en avons à partir du xve siècle, et si c'est un cadeau des sauvages qui nous a été rapporté du continent américain, comme on le prétend, étant probablement plus forte par une saleté plus grande, ou à cause du climat et d'autres circonstances favorables que l'ancienne maladie qui sévissait contre l'homme civilisé en Europe, ce n'est pas moins toujours qu'une seule maladie de la même nature, et qui est formée sur l'économie humaine par les mêmes causes; et la différence qui pouvait exister doit être attribuée uniquement au degré de condensation du virus syphylitique, et à l'influence climatérique ou à une saison humide, circonstances qui, avec une facilité plus grande à la débauche et au rapprochement sexuel, expliqueraient suffisamment l'étendue et la force de la fameuse épidémie italienne.

L'effroi et la terreur qui furent la conséquence de l'apparition grave de cette maladie en Italie, e peu de temps après en France, exercèrent sur les médecins et les auteurs de cette époque une influence telle qu'ils n'eurent peut-être plus le sang-froid nécessaire, chose bien naturelle, d'examiner cette maladie attentivement et de la réduire à sa juste valeur. De là sans doute proviennent toutes les erreurs qui règnent et obscurcissent aujourd'hui encore la vérité sur la nature réelle de ces maladies ; de sorte que celui qui voudrait élucider cette grande question si confuse, et donner une explication nette et précise des choses, serait longtemps embarrassé et entraîné par les mille idées contradictoires et paradoxales qu'il rencontrerait sur son chemin, et finalement n'arriverait jamais à son but s'il ne sortait de ce labyrinthe. Voici comment s'exprime M. Lagneau sur ce sujet dans le dictionnaire de médecine. « Les premiers « auteurs qui ont décrit les effets de cette conta- « gion sur l'économie datent de la fin du xve siècle, « époque à laquelle ce mal, qui très probablement « a existé de tout temps, quoique avec des degrés « d'intensité très-variables, paraît avoir pris un « aspect très-menaçant et suivi une marche si « violente que toutes les classes de la société en « furent vivement et justement effrayées. Car il « paraît alors que sa communication était encore « plus facile que de nos jours, et qu'il y avait peu « de familles, même parmi les plus respectables et « les plus haut placées dans la hiérarchie sociale, « qui n'eussent, dans un instant donné, plusieurs « de leurs membres qui en fussent atteints. »

De tous les éléments que nous venons de faire passer sous les yeux du lecteur de la manière la plus succincte possible, ne paraît-il pas bien établi par l'historique que très-probablement les maladies vénériennes, et même la syphylis constitutionnelle ou grave, comme on la distingue aujourd'hui, et qui est due, sans doute, aux circonstances concomitantes et à une malignité plus grande, ont existé toujours dès la plus haute antiquité, et surtout quand la débauche était à son comble, dans les sociétés humaines, et que ces maladies de temps en temps s'aggravaient et faisaient plus de victimes, quand la communication entre les individus malades et les individus sains était plus facile?

Nous voyons en effet que les descriptions de ces

maladies ont été faites alors que les sociétés étaient plus florissantes, quand naturellement les excitations aux plaisirs étaient plus grandes et la satisfaction plus facile. Comme par exemple, à l'époque des Hébreux, des Égyptiens, des Grecs, des Romains, des Alexandrins, des Arabes, et des Byzantins. Après l'épidémie italienne, ces maladies se répandirent par une propagation devenue très-facile en Europe à cause du libertinage qui régnait au XVe et même au XVIe siècle dans quelques contrées européennes et qui furent le foyer du mal et sa recrudescence. En effet, une telle maladie qui ne se propage que par le contact immédiat seulement, il ne lui était possible sans ces débordements du libertinage d'envahir brusquement une société entière et surtout civilisée, où les moyens les plus prompts furent pris dès son apparition pour en arrêter la marche ou en adoucir l'action. Sans toutes ces preuves historiques, et quand même toutes les notions que nous possédons des anciens auteurs feraient autrement défaut, nous pouvons inférer que l'existence des maladies vénériennes, par des causes naturelles, ne pouvait manquer du tout de se produire chez l'homme presque dès son apparition au monde, et à cause des dispositions anatomiques et physiologiques de ses parties génitales. C'est surtout chez la femme qu'il peut se former le plus souvent et se reproduire ce mal par défaut de propreté et par l'abus de la volupté. En effet la femme, plus sensible et exposée à toutes les influences extérieures, quand elle n'est pas propre, reçoit, et emmagasine des matières étrangères animales dans ces parties délicates, qui sont très-souvent accessibles à des inflammations légères, et alors ces matières peuvent, ainsi mélangées, fermenter et se modifier par suite de l'influence atmosphérique et de la chaleur animale, où en présence d'un ferment peut avoir lieu la fermentation putride et peut se former, par dédoublement, un autre composé organique, malsain dont, il est vrai, nous ne savons pas la nature à fond, mais qui, n'étant pas assimilable, agit certainement comme un poison, quand il est introduit par une porte ouverte dans notre économie. Si les anciens n'ont pas décrit exactement ces maladies et surtout chez la femme, et s'ils ont confondu surtout la blennorrhagie contagieuse avec la gonorrhée qui est plus rare, c'était d'une part parce que très-souvent, comme aujourd'hui encore cela se passe dans quelques pays, les malades ne se présentaient pas volontiers aux médecins pour ces maladies, et par conséquent les médecins de ces époques ne pouvaient pas avoir des idées exactes sur les maladies vénériennes, d'autant plus d'ailleurs qu'en anatomie, en chimie, et en physiologie, ils ignoraient beaucoup de choses dont aujourd'hui nous avons une connaissance parfaite grâce aux grands progrès des sciences dans nos jours. Voilà pourquoi ils ne pouvaient pas nous laisser des descriptions complètes sur ces maladies, et voilà pourquoi aussi nous ne pouvons pas aujourd'hui nous-mêmes savoir d'une manière exacte et claire tout ce qui se passait à propos de ces maladies dans les temps reculés, et quelle était au juste leur gravité et leur fréquence.

N'est-il pas bien vrai qu'aujourd'hui encore il existe chez les peuples, même les plus civilisés, des malades qui souffrent et qui se laissent ronger par ce mal affreux plutôt que d'aller demander des conseils et des secours aux médecins, cherchant à se guérir en secret par des médicaments dont l'efficacité leur a été garantie par des charlatans et très-souvent restent livrés ainsi au hasard jusqu'à ce que des circonstances heureuses ou inattendues les amènent chez un vrai médecin chargé trop tard, le plus souvent, de réparer les torts du charlatanisme ? Combien de malheureuses jeunes filles, intéressantes encore d'ailleurs, périssent très-souvent, dans les provinces principalement, victimes de difficultés qui les arrêtent lorsqu'elles sont atteintes de ce mal. Si les choses se passent encore ainsi de nos jours, comment donc les anciens médecins auraient-ils pu connaître nettement toutes ces maladies qui, à l'heure qu'il est, sans l'épidémie du XVe siècle, laquelle par sa gravité et sa propagation rapide força les malades à demander plus tôt et plus souvent les secours de la science, s'il n'existait pas aujourd'hui tant d'hôpitaux spéciaux pour les pauvres malades dont l'inspection est ainsi rendue très-facile, nous seraient encore aussi mal connues, et c'est grâce à cet avantage que nous avons pu recueillir un grand nombre d'observations qui manquaient aux anciens. Mais toutes les observations si nombreuses qu'on a faites surtout dans ce dernier siècle, et que nous pouvons faire tous les jours dans les hôpitaux sur les maladies vénériennes et syphylitiques des deux sexes, et qui sont venues s'ajouter aux anciennes, obscures et imparfaites de plus en plus par les diverses hypothèses des syphyliographes, quels bienfaits réels et quelles lumières claires nous ont-elles apportés jusqu'à présent, à moins qu'on ne prétende que par suite de mille discussions et d'hypothèses nous avons plusieurs doctrines sur la nature du virus syphylitique, et un traitement très-compliqué et presque incertain encore, et même nuisible très-souvent? En réalité, sur ce sujet, nous sommes encore dans le trouble, dans le doute et le chaos.

Quand est-ce donc que nous en sortirons? Jamais, si nous continuons toujours d'examiner de la même manière les choses si compliquées et incertaines, au lieu de les scruter attentivement dans la pratique journalière en y allant plus simplement sans chercher à appliquer et à comprendre les fausses théories d'autrui, car c'est pour cela qu'aujourd'hui, en plein XIXe siècle, nous ne savons presque rien de plus sur ces maladies que ce qu'on connaissait déjà il y a deux et trois siècles avant nous. Voici comment s'exprime sur ce sujet le praticien distingué, M. Langlebert. « Loin de nous, assurément, l'intention

« d'accuser de plagiat aucun auteur contempo-
« rain, mais il est très-certain qu'au milieu du
« XVIe siècle la syphilis, telle que l'enseignait
« Fernel, était aussi bien connue qu'elle est au-
« jourd'hui, nous oserons même soutenir qu'elle
« était mieux connue, car la science des mala-
« dies vénériennes n'était point encore entachée
« de cette foule d'erreurs et d'hypothèses qui
« plus tard devaient venir projeter leur ombre
« sur la vive lumière dont ce grand observateur
« l'avait principalement éclairée (1). »

Ici nous n'insistons pas sur les détails des diverses théories et des doctrines qui existent, et qui sont le fruit de mille discussions qui ont eu lieu depuis le XVIe siècle jusqu'à nos jours, parce que tout cela n'est pas indispensable pour notre plan, c'est-à-dire pour la méthode de prophylaxie que nous avons à développer et que nous devrions voir mettre en usage comme un des meilleurs moyens propres à combattre les maladies vénériennes et la syphylis. Mais, puisque nous pensons que la doctrine de l'unicisme est la plus exacte, et par conséquent la meilleure à adopter pour mieux comprendre les divers phénomènes et tous les symptômes de ces maladies, et en donner une explication plus claire que par la théorie du dualisme, nous soutenons, comme nous le verrons plus bas, que le virus syphylitique, étant unique dans sa nature, a pris, et peut

(1) *Traité des maladies vénériennes*, p. 217. Paris, 1864.

prendre naissance toujours, sous des conditions favorables, dans l'homme lui-même, d'où il se propage après par le contact immédiat, et chez lequel il n'a jamais été transporté extérieurement par des animaux et surtout par le cheval, comme l'a prétendu Helmond et quelques autres auteurs après lui. Dans le cas même où il serait admissible que ce virus de l'épidémie italienne a été transporté de l'Amérique (chose qui ne paraît pas assez claire par les auteurs, parce que les diverses données historiques que nous avons sur ce sujet étant très-obscures, et les nombreuses communications sexuelles nécessaires pour rendre raison des choses, semblant avoir manqué dans le court espace qui sépare la découverte de l'Amérique de l'époque où le mal éclata en Italie), cela n'explique, sans doute, rien d'incertain à l'existence d'un seul virus toujours de la même nature, mais plus grave peut-être en Amérique qu'en Europe, à cause du défaut de propreté et le manque absolu du traitement et encore pour d'autres causes climatériques et hygiéniques chez ces sauvages, quoi qu'en disent quelques auteurs qu'ils guérissaient leur mal avec le gaïac.

En supposant encore, selon l'opinion de Frumer, que ce sont les Hébreux qui ont apporté ce mal à Naples, quand ils en furent chassés d'Espagne, c'était aussi toujours le même mal dans sa nature, mais plus condensé aussi chez ces Hébreux, à cause de leurs souffrances, de leur misère et pauvreté, et par conséquent par le manque de leur propreté. Déjà en 1801, Hensler proclama l'opinion que le virus syphylitique existait dès la plus haute antiquité, comme nous l'avons dit déjà, et il est vrai que rien ne démontre clairement le contraire.

Nous ne pouvons pas admettre comme probable l'idée d'Helmond, idée vers laquelle paraît avoir des soupçons M. Langlebert, que le virus syphylitique a été communiqué probablement du cheval à l'homme, ou que ce virus est une inoculation du virus farcin à l'homme. Si cela était vrai, la syphylis alors serait sans aucun doute beaucoup plus grave et presque toujours mortelle chez l'homme, comme il arrive aussi très-souvent chez le cheval. Car nous savons tous que le farcin, dont les symptômes encore diffèrent tout à fait, ainsi que le mal de coït du cheval, sont des maladies, chez ces animaux, très-graves et presque toujours suivies de la mort, quand ces animaux en sont gravement atteints, quoiqu'ils soient beaucoup plus forts, beaucoup plus volumineux, et qu'ils résistent plus que l'homme à l'action d'un tel mal.

En effet le mal de coït chez le cheval, comme l'ont décrit les vétérinaires, est tout à fait analogue à la syphylis grave de l'homme, soit par des circonstances dans lesquelles il se développe, soit par son siége, sa manière d'agir et sa propagation; mais il en diffère beaucoup par sa gravité et par la mortalité qu'il cause dans les chevaux; et s'il en était ainsi, presque tous les malades, dans l'épidémie italienne et après, auraient succombé comme victimes d'une peste pernicieuse, d'autant mieux que le mal avait son siége dans les parties génitales et que pour cela on ne lui opposait souvent aucun traitement spécifique et efficace. Par toutes ces considérations il résulte clairement que cette opinion est dénuée de tout fondement. Pour notre compte, nous ne trouvons aucune raison de croire que la syphylis a été vraiment transportée de l'Amérique, et transmise non plus du dehors à l'homme, et nous le répétons, quoi qu'il en soit, elle n'est autre chose que le résultat d'une fermentation putride, c'est-à-dire, le virus syphylitique est un poison formé par l'altération des diverses matières animales dans le vagin d'une femme débauchée et toujours malpropre, comme nous le verrons plus tard, et agravé à un moment donné et dans des circonstances favorables que nous avons déjà dites, et que nous examinerons dans la suite de ce travail.

L'opinion des syphyliographes que l'inoculation du pus virulent chez les animaux, et surtout chez les singes, sur lesquels ont été faites leurs expériences, ne démontre pas le moins du monde que le virus syphylitique n'est pas une maladie appartenant à l'espèce humaine, attendu qu'il pourrait encore être démontré que l'infection générale ne se fait pas chez ces animaux, chose sur laquelle nous reviendrons plus tard. Enfin, nous croyons fermement que cette maladie est le triste privilége du genre humain, et qu'elle existe encore très-probablement chez tous les sauvages, tous les nomades et les peuples peu civilisés, de tous les continents et îles qui n'ont aucune relation avec l'homme civilisé, et qui souffrent aussi, mais plus rarement, dans toute leur vie, et meurent souvent avec leur mal sans que personne le sachent et sans le communiquer si facilement à d'autres individus sains.

II

Causes principales et mode de propagation des maladies vénériennes et de la syphilis.

Si le souverain Maître de l'univers en créant l'homme a voulu qu'il soit le plus parfait des êtres vivants qui existent sur la terre, et s'il l'a établi roi sur tous les autres animaux inférieurs à lui, en lui donnant de plus la raison, et s'il l'a laissé libre dans toutes ses volontés et dans tous ses désirs pendant son court passage dans cette vie; néanmoins il lui a imposé en même temps des limites et des lois relatives à sa double existence, morale et organique, lois naturelles qu'il ne peut pas méconnaître et mépriser sans que ce dédain ou cette violation entraîne après elle une punition corporelle ou morale, c'est-à-dire la maladie ou le remords; atteinte salutaire qui le fait refléchir, l'améliore et le ramène dans le chemin de la vérité ou dans la voie de Dieu, de laquelle l'homme ne s'écarte jamais impunément même ici-bas : tandis que ce qui est par-dessus tout, le plus sûr moyen de vivre heureux, c'est d'y marcher toujours fidèlement.

En effet, nous voyons tous les jours que celui de nos semblables qui pratique le bien et qui prend la justice pour règle de sa conduite, jouit naturellement de l'estime et de l'admiration de ses concitoyens et vit plus heureux et plus tranquille que celui qui enfreint les lois de Dieu et de la société. Donc l'homme doit se servir de la raison qui lui a été donnée par Dieu pour reconnaître successivement tous les bienfaits qu'il en a reçus et marcher humble et reconnaissant par des voies légitimes au but naturel de son existence. Mais nous ne pouvons pas nous livrer plus longtemps à ces considérations élevées sur la grandeur de Dieu et sur les lois que sa bonté à faites à l'homme. Descendons dans la réalité, dans la matière même, et examinons les choses d'une manière simple et pratique. L'homme en vivant en société a trouvé beaucoup de facilités pour accomplir sa mission, mais en revanche aussi il y a trouvé souvent des excitations qui l'entraînent quelquefois malgré lui, et par habitude mauvaise, à commettre souvent des excès au grand détriment de sa concience et de sa santé.

Parmi les nombreuses fautes que l'homme commet en société on doit compter au premier rang les abus de la volupté qui accompagnent trop souvent l'accomplissement des fonctions naturelles pour la propagation de l'espèce. Ces abus du plaisir et la négligence de l'hygiène, qui conserve la santé, et sans laquelle il n'y a pas de bonheur, sont d'ailleurs presque toujours suivis d'une maladie qui fait expier chèrement à l'homme ses plaisirs outre mesure, et l'oblige par force à rentrer dans la voie du devoir et de la modération. Pour les autres animaux nous voyons que la nature a mis des limites aux temps divers des fonctions de la génération, parce qu'il leur manque le don précieux, la raison, pour les accomplir sans dépasser les limites naturelles ; c'est pour cela que l'époque de l'accouplement est fixe dans chaque espèce conformément aux lois de son organisme. Mais à l'homme qui est doué du don de la raison, elle a laissé sur ce point, comme sur tous les autres, une entière liberté d'agir dont il peut user seulement pour ces besoins, s'il est sage, en restant dans les limites naturelles de ses forces et de sa nature dont la violence peut le rendre malheureux pour toute sa vie.

Nous savons par la physiologie que les évolutions naturelles qui s'opèrent tous les mois dans le sein de la femme, et les pertes sanguines qui en sont la conséquence, sont toujours la preuve qu'un ou plusieurs des ovules viennent d'acquérir leur maturité dans les ovaires, et que c'est à cette époque et à la fin surtout de chaque menstruation, que se fait la conception, si la copulation a lieu. Nous savons encore qu'après que la femme a été fécondée la muqueuse de son vagin, celle de l'utérus et des oviductes se gonflent et s'imprègnent pour ainsi dire par le sperme qui, d'après la théorie de M. Coste remonte jusqu'aux ovaires par le phénomène de la capillarité ; c'est alors que les ovules les plus mûrs se détachent et descendent dans l'utérus, où commence à se développer le nouvel être. A cette première époque, et après surtout, les parois du vagin se touchent l'une l'autre, et la vulve, les petites et même les grandes lèvres chez la femme sage, et quand même elle n'est pas fécondée, sont toujours tellement closes, que tout passage libre est difficile à l'air atmosphérique, et par conséquent il y a obstacle à toute altération ou modification par sa réaction des matières animales, qui peuvent subir une fermentation putride. Mais il n'en est pas de même chez la femme qui se livre à la débauche et qui ne prend aucun soin de sa propreté en même temps.

Supposons en effet une fille perdue qui s'abandonne fréquemment au premier venu et qui néglige totalement sa toilette, surtout pendant et après la période de sa menstruation ; supposons d'un autre côté un débauché malpropre aussi et ayant lui-même d'autres relations auparavant avec des femmes menstruées, et par conséquent aussi malpropres, s'il vient à communiquer avec elle et surtout pendant les jours de sa menstruation, sans qu'il y ait conception chez cette femme, quand d'ailleurs par le coït varié et réitéré ses parties sont lâches et presque ouvertes, alors accumulation d'ordures, communication facile de l'air atmosphérique, absence de toute propreté, réitération d'actes libidineux malsains, rien ne manque pour occasionner une fermentation putride sous l'influence de l'atmosphère et de la chaleur animale; d'où résulte une altération du sérum ou plasma du sang qui est mêlé avec d'autres matières organiques animales excrétées et accumulées dans le vagin d'une telle femme. C'est dans ce moment qu'est engendré, à la suite d'une altération ou modification par catalyse isomérique et par dédoublement, la substance délétère et spéciale qui selon moi est dans le sérum du sang ainsi altéré, et qui constitue le virus nommé syphylitique. Ce virus une fois existant peut se propager à l'infini par la débauche et par la facilité du rapprochement sexuel presque dans tous les rangs de la société.

Voici comment peut se former, et se forme le virus syphylitique, comme nous allons le voir encore en détail plus bas. Chacun sait, d'ailleurs, comment il se propage; souvent un seul rapprochement malsain empoisonne une ville entière, de même qu'une seule étincelle suffit pour l'incendier. Mais il peut arriver aussi que le virus syphylitique, ainsi formé, vaincu ou affaibli, étant en petite quantité, et perdu dans les diverses humeurs chez la femme propre, ne donne lieu souvent qu'à des maladies moins graves et non à la syphylis constitutionnelle. Ces maladies, par conséquent, guérissent plus facilement et sans médicaments spécifiques et héroïques le plus souvent : telles sont les blennorrhagies et le chancre simple, comme nous le verrons plus tard. Ici je n'entends pas parler d'autres maladies plus légères et pures de tout miasme syphylitique, et qui ne sont que des inflammations faibles ou des échauffements résultant d'un plaisir trop énergique, de flueurs blanches ou d'un afflux âcre émis pendant la menstruation d'une femme sage.

Maintenant il nous paraît bien probable également que chez les animaux dans les mêmes circonstances et à la suite de fatigues d'un coït trop renouvelé il peut se produire aussi une substance analogue virulente pouvant donner lieu pendant l'accouplement, par le contact immédiat, à des symptômes analogues à ceux que produit le virus syphylitique chez l'homme, et cette substance, ainsi que nous l'avons déjà annoncé, se produit particulièrement chez le cheval. Ce mal est connu sous le nom de mal de coït du cheval ; il a son siége aux parties génitales de l'étalon et de la jument, et il ne se propage que par l'accouplement chez ces animaux.

En effet, on voit par les observations faites depuis un demi-siècle sur ces animaux, en Prusse par M. Ammon, et au Hanovre en Autriche, par M. Hanemant que le coït varié et violent dans la race chevaline produit aussi un mal analogue, mais beaucoup plus grave que celui par le virus syphylitique de l'homme. Voici ce que nous dit M. Raynal sur ce sujet :

« De ces maladies, il en est une à caractère très-grave, offrant une marche insidieuse, lente, de nature compliquée, attaquant l'étalon et la jument, différant essentiellement de la maladie vénérienne qui affecte l'espèce humaine : elle n'attaque que l'étalon et la jument, et jamais les ongres et les poulains; elle n'a été observée que sur les animaux qui venaient de s'accoupler. On a souvent eu le tort de la confondre avec la maladie du coït proprement dit, qu'on écrit aujourd'hui comme une maladie particulière sous le nom d'exanthème coïtal, qui est sans gravité, et n'a pas plus d'analogie avec le mal de coït que l'herpès prépucial de l'homme avec la vérole, » etc.

D'après tout cela, n'est-il pas clair que ce mal du coït, quoiqu'il diffère naturellement, selon M. Raynal, de la vérole humaine, à cause de sa gravité, n'est pas autre chose qu'une maladie provenant aussi d'un virus spécial, dû à la fermentation putride? Ici encore, c'est toujours l'homme qui est le véritable auteur de ce mal, en cherchant à obtenir d'un seul étalon de race noble, ce que plusieurs pourraient à peine lui fournir convenablement (1).

(1) Aux propriétaires qui s'occupent de la propagation de la race chevaline on ne saurait trop recommander de prendre la précaution prophylactique suivante : immédiatement après chaque saillie, si cela est toujours facile, avoir bien soin de laver le membre de l'étalon avec une éponge trempée dans l'eau vi-

Le mode d'absorption du virus syphylitique ou d'un miasme quelconque dans les parties génitales des deux sexes, est beaucoup plus facile qu'on ne l'imagine peut-être, à cause d'une particularité qui résulte nécessairement de la copulation, surtout quand elle s'opère violemment. En effet, voici ce que nous pouvons constater : si nous examinons à la loupe la muqueuse de la couronne du prépuce et du gland chez l'homme, et celle de la vulve attentivement chez la femme, immédiatement après l'action coïtale, nous voyons qu'il existe d'innombrables petites fissures de la muqueuse dans toute sa surface, c'est-à-dire son chorion de tissu laminé est infiniment déchiré; ainsi les vaisseaux lymphatiques, les capillaires, et encore les orifices des glandes mucipares restent découverts et plus béants. Ces légères solutions de continuité, causées par la violence et le frottement des parties génitales très-sensibles, ne sont pas visibles à l'œil nu, et la muqueuse alors, quand il n'y a pas d'autres solutions par déchirures plus grandes et plus profondes, assez visibles à l'œil nu, revient chaque fois, peu de temps après, à son état primitif. Ces petits accidents, qui ont lieu presque toujours pendant le rapprochement, se trouvent ainsi dissimulés. Eh bien, par toutes ces petites solutions de continuité, nous pouvons comprendre combien est

naigrée, ou mieux dans de l'alcool étendu. L'étalon est ainsi débarrassé de toute substance qui peut devenir dangereuse par l'action atmosphérique pendant l'accouplement réitéré et varié.

facile, pendant un coït fort, l'absorption rapide d'une substance virulente et miasmatique, ou d'humeurs âcres, pouvant occasionner toujours, comme résultat fâcheux, une maladie quelconque de ces parties délicates.

Les syphyliographes disent que le virus syphylitique entre dans l'économie, non-seulement par des écorchures profondes et visibles, mais encore par des orifices béants des glandes mucipares, et il paraît qu'on n'a jamais donné de la valeur détaillée à ces petits phénomènes accidentels et traumatiques. Mais, comme nous l'avons dit, quoique ces éraillures ne soient pas grandes et visibles à l'œil nu, néanmoins l'absorption de toute substance, et surtout d'un liquide séreux, peut avoir lieu toujours et rapidement, sans exister en même temps des écorchures grosses, par le contact immédiat d'une matière quelconque, virulente et fort nuisible. Je dois ajouter que l'orifice et le méat même de l'urèthre de l'homme offrent aussi très-souvent des éraillures ou fissures invisibles, par lesquelles s'introduit aussi la matière corrompue, et surtout le muco-pus virulent, qui donne lieu, par l'irritation causée de ces globules ou leucocytes, à la blennorrhagie forte ou vénérienne, et quelquefois encore, par l'absorption rapide d'une quantité suffisante du virus, à l'infection grave ou à la syphylis constitutionnelle, et, le plus souvent, par ce muco-pus virulent caché dans les petits replis de la muqueuse vaginale, et, chez l'homme, dans les petits replis de la fosse naviculaire, donne lieu aux affections de l'urèthre, de la vulve et du vagin bien connues."

Ici s'élèvent les questions suivantes : le virus syphylitique, comme on l'entend aujourd'hui parmi les syphyliographes, constitue-t-il un seul virus? ou y a-t-il au contraire deux espèces de virus syphylitique?

S'il n'y a qu'un seul virus, 1° comment peut-on expliquer le chancre simple ou mou et le chancre infectant, qui sont si différents d'aspect et d'action? 2° Comment est-il possible à un seul virus de donner deux chancres dissemblables, sans qu'il y ait aussi dans les deux cas une infection générale ou la syphylis constitutionnelle? 3° Comment peut-il exister une blennorrhagie contagieuse ou un ulcère uréthral, sans qu'il y ait toujours une infection générale grave?

Et s'il existe deux espèces de virus, 1° Comment peut-on expliquer l'infection générale ou la syphylis constitutionnelle dans quelques cas rares où il y a une blennorrhagie forte, avec ou sans ulcère uréthral, et dans d'autres plusieurs cas d'un chancre mou ou phagédénique? 2° Comment peut-on aussi expliquer les hybrides et les chancres mulets des dualistes, et qui se présentent à nous tous les jours sous la forme d'anomalies et d'exceptions, et qui peuvent être reproduits artificiellement par l'inoculation, sous une nouvelle forme tout à fait différente? 3° Comment peut-il exister aussi quelquefois dans les chancres mous l'induration caractéristique des tissus sur lesquels ils siégent, et qui est le caractère propre, selon les dualistes, du chancre infectant? Et pourquoi, enfin, le diagnostic de deux chancres, mous et infectants, est si difficile toujours à poser sans errements, si les deux prétendus virus étaient tout à fait différents?

Ce sont là autant de questions auxquelles nous nous proposons de répondre d'une manière concise, dans le chapitre suivant, en examinant la nature et le mode d'action du poison ou du virus nommé syphylitique, et en comparant entre elles les explications des phénomènes données par les deux théories de l'unicisme et du dualisme.

III

Nature et mode d'action du virus syphylitique. Explication des phénomènes, en admettant que ce virus agît comme un ferment.

Les chimistes appellent ferment toute substance plus ou moins azotée, qui a la propriété, sous des influences peu connues, quand elle est en contact immédiat avec d'autres substances organiques, végétales ou animales, d'agir sur les molécules de ces dernières, de telle façon qu'il se reproduit, après cette action complète, une autre substance tout à fait nouvelle et différente de ces premières. En d'autres termes, chaque ferment, qui souvent consiste en des germes organiques, végétaux ou animaux vivants, microscopiques et suspendus dans l'atmosphère (1), par sa présence immédiate, amène une réaction sur les substances organiques, végétales ou animales, telle que ces dernières réagissent entre elles diversement, et c'est là ce qui constitue le phénomène de la fermentation. Une fermentation n'est pas autre chose qu'une opération qui se fait par une réaction à cause des affinités chimiques et de la cohésion, causant des changements moléculaires plus ou moins forts.

Le phénomène de la fermentation ou de la réaction par catalyse sur les substances organiques, s'opère plus facilement et nécessairement, d'une manière complète, quand ces substances organiques ont cessé de vivre. Pendant toute la durée de sa présence, un ferment ne cède, ni n'emprunte rien aux corps organiques, qui sont ainsi modifiés d'une manière inconnue jusqu'à présent, et peut-être pour jamais. On sait qu'il y a beaucoup de fermentations, comme l'alcoolique, l'acétique, la lactique, la butyrique, etc. On appelle encore fermentation plusieurs autres actes catalytiques, pour expliquer les phénomènes des modifications ou des décompositions

(1) Nous croyons surtout, quant aux germes végétaux ou parasites microscopiques, qu'il peut encore en exister sur l'épiderme des fruits, tels que les raisins, les pommes, les poires, et encore à celui des céréales, et qui après peuvent donner lieu, par leur présence dans les sucs, à la fermentation acide ou alcoolique, ainsi que par l'atmosphère en même temps, aux dépens du sucre que contiennent ces sucs.

et recompositions qui s'opèrent mystérieusement par la contact immédiat ou par catalyse isomérique, comme on le dit, à cause des affinités chimiques, dans les substances animales qui n'ont plus de vie. Telle est, par exemple, la fermentation putride, la fermentation glaireuse ou muqueuse, etc.

Lorsqu'un corps organique se putréfie il se fait une décomposition ou un changement de ses molécules,sous la présence des germes suspendus dans l'atmosphère et par la chaleur, dans ces matières animales. Cette décomposition par la présence d'un ferment etqui, comme dans les autres fermentations a pour cause les affinités chimiques, est accompagnée de la reproduction des substances nouvelles, gazeuses et liquides, ou en êtres microscopiques appelés germes vivants suspendus dans l'atmosphère et qui agissent comme les ferments. Ces gaz mêlés ouvent aux vapeurs répandues dans l'atmosphère et ces corpuscules ou germes vivants suspendus aussi dans l'atmosphère, sont connus sous les noms d'émanations et de miasmes putrides. Les fermentations putrides sont compliquées et par conséquent leurs produits complexes.

Parmi les diverses substances miasmatiques et délétères qui entrent souvent dans notre économie, il y en a quelques-unes que nous appelons par ignorance virus, et qui ne sont aussi que le produit d'une fermentation putride quelconque des matières organiques animales, ayant lieu par l'effet de la présence d'un corps catalytique, ou par le contact immédiat, ce qui résulte sans doute des affinités chimiques. Nous ne connaissons pas ces substances ou virus destructifs, à cause de notre faiblesse dans ces investigations, si ce n'est par leur action fatale sur les corps vivants, sans que nous puissions jamais comprendre leur composition et leur mode de reproduction.

Par des expériences faites nous constatons l'existence de ces actions catalytiques et de ces combinaisons nouvelles, en raison des affinités chimiques, qui se font dans l'organisme d'un être vivant, mais nous ne pouvons pas clairement les vérifier et les comprendre à fond. Ainsi, par exemple, nous savons par une expérience faite que si l'émulsine ou albuminoïde qui se présente à nous en qualité de ferment, et l'amygdaline sont introduites chacune séparément dans la circulation du sang d'un animal, nous voyons que cet animal n'est pas empoisonné et continue à vivre sans aucun trouble; mais, si nous injectons une très-petite quantité de chacune de ces deux substances en même temps par deux vaisseaux sanguins très-éloignés l'un de l'autre, nous voyons qu'au moment où ces deux substances se rencontrent dans la circulation du sang, elles réagissent entre elles instantanément et forment par combinaison l'acide prussique, et alors l'animal succombe tout de suite ainsi empoisonné. Donc une décomposition et une recomposition chimique dans les substances organiques par dédoublement sous la présence d'un ferment, en vertu des affinités chimiques, peut être souvent la cause d'un nouveau composé extrêmement toxique. Nous savons que l'albumine qui existe dans le sérum ou plasma du sang est aussi un principe immédiat en qualité de ferment, qui par sa présence donne lieu à la fermentation putride sous l'influence atmosphérique et de la chaleur, et par conséquent il en résulte de nouveaux composés par dédoublement, qui sont plus ou moins nuisibles comme toxiques, selon les conditions et les circonstances dans lesquelles elles se forment et qui nous échappent naturellement.

C'est de la même façon très-probablement que se forment tous les virus qui ne sont autre chose que de nouveaux composés par dédoublement ou par combinaison des atomes chimiques d'une manière inconnue et qui jouissent après de la propriété du ferment. Ainsi par exemple, le virus typhique se forme sans doute par la fermentation putride, et, peut-être, sa composition consiste en une combinaison nouvelle du carbone de l'albumine à l'oxygène de l'air atmosphérique, et il se présente tantôt à l'état gazeux, tantôt en forme des germes microscopiques vivants suspendus dans l'atmosphère. Ces composés gazeux et surtout ces germes vivants jouissent aussi de la propriété de ferment et causent, par le contact médiat ou immédiat, d'autres fermentations putrides dans des circonstances favorables. C'est ainsi que le virus ou ferment de la rage peut se former par l'altération de la ptyaline ou albumine de la salive sous l'influence atmosphérique et d'autres conditions inconnues. Également le ferment ou virus vaccin et le virus variolique, qui ne sont qu'un composé organique de la même nature sous deux formes ou deux degrés différents, par leur densité et par le mode de leur introduction dans l'organisme, se forment par la fermentation putride. La chaleur qui se développe et qui est toujours plus élevée que celle du milieu ambiant dans toutes les fermentations, en vertu des combinaisons oxygéniques pendant la présence d'un ferment, favorise la modification par les combinaisons chimiques qui donnent lieu à ces nouveaux composés nommés virus, qui sont des substances non assimilables par l'organisme, et dont l'action est très-souvent si destructive et par conséquent plus ou moins mortelle.

L'expérience nous montre tous les jours que le pus des plaies devient d'autant plus malin et pernicieux, qu'il est plus séreux et qu'il se mêle plus facilement avec l'air atmosphérique. Cette réaction de l'atmosphère sur le pus est surtout plus forte chez les individus épuisés dont le sang est plus séreux; et alors l'absorption de ce pus séreux et ainsi altéré par l'atmosphère, se fait plus facilement et précipite ses fâcheux résultats trop connus de tous. Il est vrai que nous ne connaissons pas à fond toutes ces altérations par les recompositions qui s'opèrent dans les substances organiques végétales ou animales pendant les fermentations par le contact immédiat et les affinités chimiques; parce que nous n'avons pas les moyens efficaces pour les examiner et les constater (car les limites naturelles qui sont imposées à la faiblesse de l'homme ne lui permettront jamais de pénétrer complétement ces profonds mystères de la nature); mais nous voyons bien leur action et leurs résultats qui se produisent quand notre économie les reçoit et les élimine.

Quelques-uns s'appuyant sur les observations faites au microscope ont supposé que le virus syphylitique peut être un parasite qui entre dans le sang, y germe, et en se multipliant donne lieu à tous les symptômes connus de la syphylis constitutionnelle. Mais non-seulement les données fournies par ces recherches microscopiques, encore peu nombreuses et inexactes, sont trop obscures et insuffisantes pour admettre l'existence de ces parasites dans le sang, mais encore le mode d'action du virus syphylitique et tous les phénomènes pathologiques sont en désaccord avec cette hypothèse. C'est dans ses lettres à M. Ricord que M. de La Plagne, dernièrement, a adopté d'une manière presque positive l'existence de ces parasites, qui n'est pas encore démontrée par le microscope (excepté les vibrions et les trichomonas de M. Donné, qu'il a observés dans le mucus et le muco-pus, qui ne sont pas sans doute un poison comme le virus syphylitique); mais, cela ajoute-t-il, sera un jour démontré par des observations plus attentives. A la fin de ses aphorismes il s'exprime ainsi : « Tout ferment animal, nommé virus par ignorance, est l'effet primitif ou secondaire des germes vivants ou décomposés sur un fluide organique animal aussi. La fermentation vitale est une altération du sang provenant de son mélange avec un ferment animal non putride et y déterminant un changement moléculaire. La syphylis due à des germes parasitaires, se reproduisant et fermentescibles, augmente la plasticité du sang, mais n'en détermine point la putriidité. »

On voit ici que l'auteur admet deux espèces de ferments organiques animales dus l'un, primitif, à des germes vivants, l'autre, secondaire, à un fluide ou composé organique animal aussi provenant d'une fermentation causée par les premiers. M. de La Plagne défend, à ce qu'il paraît, l'existence de ces parasites qui entrent et se multiplient, selon lui, dans le sang, et augmentent sa plasticité; en envisagent par analogie les phénomènes des diverses fermentations qui ont lieu en présence des germes organiques végétaux ou animaux suspendus dans l'atmosphère, lesquels, surtout les végétaux, après l'opération complète de la fermentation alcoolique, se retrouvent morts, à l'aide du microscope, dans la levûre de la bière, etc., et qui s'éliminent dans la mousse pendant cette opération fermentescible des sucs végétaux. Mais s'il en était ainsi dans le sang vivant, nous croyons qu'il nous serait facile de retrouver ces prétendus parasites dans les éliminations que fait la nature pour se débarrasser de ces parasites si nuisibles à elle-même comme non assimilables, et alors ces parasites, nous croyons, seraient morts dès leur entrée dans la circulation sans se multiplier et se reproduire. Or jusqu'ici personne n'a encore observé dans les éliminations ou excrétions liquides et solides d'un malade syphylitique rien qui représente les détritus de ces parasites qui causent la fermentation du sang. Nous croyons donc que le ferment ou virus syphylitique n'est pas véritablement un parasite vivant qui entre et se reproduit dans le sang, et voici plus amplement qu'elle est notre conviction à cet égard.

Le virus syphylitique pour nous est un ferment ou composé liquide essentiel, animal, mêlé au sérum, et qui se forme lentement par le contact immédiat, ou par catalyse isomérique et par dédoublement, pendant une fermentation putride des matières animales, sous l'influence atmosphérique et de la chaleur animale. Cette opération a toujours lieu dans un mélange de diverses matières animales excrétées ou introduites et accumulées dans la vulve et le vagin d'une femme débauchée et malpropre où pénètre facilement l'atmosphère, et chez laquelle existent les autres diverses conditions que nous avons énumérées dans le chapitre précédent.

En d'autres termes, nous savons que le plasma ou sérum du sang, contient de l'albumine en grande proportion, et que cette albumine se compose par la moitié de carbone (50 pour 100). Nous savons encore en chimie que par des affinités chimiques, sous l'influence de la chaleur, l'oxygène de l'atmosphère peut se combiner au carbone en formant l'acide carbonique, et que cet acide carbonique étant en état gazeux absorbe encore de l'oxygène par l'atmosphère et se transforme en oxyde de carbone, qui est connu comme un poison très-fort. Ces deux combinaisons avec l'oxygène sont naturellement gazeuses et leur poids est un peu plus grand que celui de l'air atmosphérique, et ils se dissolvent en une certaine quantité dans l'eau, le second moins que le premier.

On sait par expérience que l'hydrogène sulfuré, en solution dans l'eau, introduit par l'estomac dans la circulation du sang veineux, ou petite circulation, s'élimine par les poumons avant d'entrer dans le sang artériel, et n'agit pas comme un poison sur l'économie : au contraire, s'il est introduit par les voies aériennes en gaz inspiré, alors il passe dans le sang artériel ou dans la grande circulation, et avant d'être éliminé, agit par conséquent sur tous les organes les plus importants, comme sur le système nerveux au cœur, etc., et cause la mort par l'asphyxie. Donc les poumons éliminent les gaz du sang, comme les autres glandes éliminent d'autres substances de l'économie.

Prenons maintenant une femme misérable et supposons-la, comme nous l'avons déjà dit, livrée à la débauche et surtout pendant la période de sa menstruation sans jamais être soigneuse de sa propreté. Dans les parties génitales d'une telle femme nous avons alors toutes les circonstances favorables, où peuvent s'opérer divers changements par décomposition et recomposition chimique, sous l'influence de l'air atmosphérique, de la chaleur animale, et à la présence de l'albumine du plasma du sang, qui se trouve mêlé à d'autres matières organiques animales; cette albumine, comme on le sait, est un principe qui jouit de la propriété de ferment. Bien entendu qu'il faut que l'air atmosphérique communique continuellement avec ces substances animales, et cela a lieu à cause de l'état des parties génitales d'un tel sujet.

Dans ce cas-là, n'est-il pas bien probable qu'une partie du carbone de l'albumine, par la réaction du contact immédiat et de la chaleur, peut se combiner à l'oxygène de l'atmosphère, et se transformer ainsi, par cette combustion lente, d'abord en acide carbonique, qui étant gazeux ou non, absorbe encore une petite quantité d'oxygène par l'atmosphère, qui continue sa réaction, et se transforme ainsi en oxyde de carbone, dont une partie minime peut être dissoute continuellement dans ces liquides auxquels il se trouve mêlé, et que cette solution, comme une essence, reste mêlé au sérum, qui lui sert de véhicule propre? et enfin que ce liquide séreux ainsi transformé ou altéré en lui-même, ou par cette petite solution d'oxyde de carbone jouit aussi de la propriété de ferment, qui agit d'abord dans le sang veineux, comme un levain, et modifie de la même façon peu à peu tout le sérum du sang, et enfin tous les éléments anatomiques liquides et solides de l'économie?

Nous croyons qu'une pareille altération du sérum des substances animales, par des raisons chimiques, pendant une fermentation putride, sous l'inflence atmosphérique et de la chaleur animale, peut avoir lieu, et que ce sérum, altéré et toxique, absorbé surtout par les vaisseaux lymphatiques, entre d'abord dans la circulation veineuse, et modifie tour à tour tout le sang, en renouvelant son action, de la même façon que la levûre dans les fermentations de molécule en molécule; et le chancre qui se manifeste sur les points de l'entrée du virus ou de ce ferment dans l'économie, n'est autre chose que le résultat de son action plus forte sur les tissus attaqués, et il parvient enfin, si la nature n'a pas pu l'éliminer, en raison de sa force, à modifier de la même façon tout le plasma du sang, et par conséquent tous les éléments anatomiques liquides et solides de l'économie, lesquels, après cette opération complète, jouissent aussi de la même propriété que le premier poison, ou ferment organique non vivant, dont la manière d'agir est analogue à celle du levain dans la pâte de la panification, où toute la céréaline du gluten se transforme aux dépens du sucre; et c'est peut-être encore ici aux dépens mêmes de la petite quantité du sucre qui se trouve dissous dans le sang.

Par tous ces errements connus de la syphylis, et de l'existence des virus, cette explication que nous donnons ici, quoiqu'elle nous paraisse très-probable d'abord par les symptômes syphylitiques, par l'altération du sang pendant cette maladie, et notamment par la couleur caractérisque de jambon qui se montre dans les altérations cutanées ou syphylides, ce qui indique encore une analogie avec les maladies dites charbonneuses ou typhiques, néanmoins, comme elle n'est pas encore démontrée par des expériences, et que nous ne pouvons pas nous-même la vérifier, faute des moyens nécessaires, nous la produisons ici seulement pour dire toute notre pensée, espérant bien qu'un beau jour la médecine expérimentale triomphera enfin sur cette question si importante et si confuse encore.

Mais, quoi qu'il en soit, nous pensons toujours, 1° que le virus ou ferment syphylitique est un ou poison transparent et essentiel, étant dissous et mêlé dans le sérum du sang, qui lui sert de véhicule propre, ou que c'est le sérum même modifié et altéré; ce qui a lieu sous les conditions et les actions chimiques que nous venons de dire chez la femme débauchée et toujours malpropre; 2° qu'il n'y a qu'un seul virus syphylitique, qui par le contact immédiat s'introduit dans l'économie, et l'empoisonne en faisant fermenter le sang plus ou moins lentement et plus ou moins fortement, selon la quantité introduite, en agissant à la manière du levain et modifiant tout le sérum du sang et par conséquent tous les éléments anatomiques solides et liquides, avant son élimination par la nature; 3° que ce poison ou ferment syphylitique en proportion plus ou moins grande donne lieu à la différence et aux phénomènes des deux chancres nommés simple et infectant, à des infections générales plus ou moins fortes, et à d'autres plus ou moins faibles et par conséquent plus facilement détruites par la nature.

C'est ainsi qu'on peut comprendre encore le poison ou le ferment de la fièvre puerpérale, qui, à ce qu'il paraît, n'est autre chose qu'une altération semblable du sérum des lochies par la présence de l'air atmosphérique qui agit, soit par son oxygène, soit par des germes organiques qu'il porte en suspension, et détermine, par le contact immédiat, la fermentation putride, et par conséquent l'altération des lochies, d'où provient ce poison qui, étant absorbé sur-le-champ par les vaisseaux béants de l'utérus, occasionne des ravages connus dans les salles des femmes accouchées.

Ce poison se forme surtout chez les femmes accouchées de la basse classe qui viennent dans les maisons d'accouchements, et qui auparavant ne se tenaient pas assez propres. On sait encore que l'encombrement de ces nouvelles accouchées dans les salles, favorise le développement et la gravité du mal, qui se propage surtout par le contact immédiat, comme le virus syphylitique, et d'autant plus, quand il n'y a pas de propreté convenable dans les salles, et quand on ne prend pas la précaution d'éviter tout contact immédiat malpropre des parties génitales d'une personne à l'autre. Ce ferment ou virus enfin qui peut se former aux parties génitales de chacune de ces malades et être absorbé par les parties mêmes, et qu'on peut encore communiquer par le toucher, agit nécessairement d'une manière différente, et surtout dans le système nerveux de ces femmes accouchées, que le virus syphylitique, non-seulement à cause des différentes circonstances de sa production, mais encore à cause de son mode d'introduction dans l'économie, c'est-à-dire par les veines et par les artérioles de l'utérus en même temps, et par conséquent ce poison entre dans les deux circulations à la fois et cause les phénomènes connus de tous si graves et si mortels (1).

Tous les autres virus peuvent être aussi des composés organiques transformés par des combinaisons chimiques pendant une fermentation putride quelconque, et peuvent exister, soit dans l'atmosphère, suspendus sous la forme des ger-

(1) Nous croyons d'autant mieux que ce poison, très-probablement, dans des circonstances favorables, se forme dans les parties génitales des femmes accouchées par la fermentation putride, sous la réaction atmosphérique, et entre dans les deux circulations de l'économie par les mêmes parties ouvertes. Car, si ce virus était seulement dans l'atmosphère, alors tout le monde, et surtout les infirmiers, seraient aussi empoisonnés.

mes vivants, jouissant de la propriété de ferment, soit en fluide ou composé organique liquide et essentiel, qui jouit aussi de la propriété de ferment et qui, par le contact immédiat, entre dans notre économie, et cause, d'une manière plus ou moins lente, une modification pareille à sa consistance sur tous les éléments anatomiques solides et liquides. Chacune de ces substances nouvelles qui proviennent des fermentations par catalyse isomérique et par dédoublement, diffère des autres à cause de sa nature, de son mode d'action et de la voie de son introduction dans l'économie, etc. Le virus de la rage, par exemple, est singulier à cause de son action extrêmement forte sur le système nerveux, quoiqu'il ne se propage, comme le virus syphylitique, que par le contact immédiat (1). Le virus variolique n'est pas peut-être

(1) On est forcé, pour mieux comprendre l'action de ce virus, et toute autre réaction et agitation plus ou moins forte du système nerveux, d'admettre l'hypothèse que les atomes principaux ou chimiques, qui constituent les éléments anatomiques de la substance nerveuse et du sang, ont un arrangement tel, au point de vue de l'électricité, qu'à la présence médiate ou immédiate d'autres substances qui entrent dans le sang et qui sont, pour leur composition élémentaire, défavorables ou contraires aux premières, se développent alors, en vertu des affinités chimiques, des courants électriques de même électricité, d'où résultent les divers troubles et les commotions de l'économie. On dirait en effet de cela que tout être vivant est une espèce d'appareil électrique très-fin et très-sensible, dans lequel les fibres nerveuses sont les conducteurs des divers courants électriques faibles et forts, et que le sang est le corps flottant qui cause ces courants. Plusieurs observations pratiques nous montrent l'existence mystérieuse de pareils effets, comme par exemple l'action du cuivre contre les crampes du choléra, etc., etc.

plus fort que le virus syphylitique, en quantité égale, néanmoins, il est beaucoup plus dangereux que celui-ci, parce qu'il se propage surtout par l'atmosphère, et par conséquent, au moyen des poumons, entre dans la grande circulation. Ainsi, le virus vaccin, qui n'est que le virus variolique sous une forme bien affaiblie ou étendue dans l'énorme organisme de la vache, est justement plus bénin que celui de la variole, d'une part, parce que la quantité du virus vaccin que nous prenons pour une inoculation, quantité qui varie selon les proportions de la sérosité du liquide qui le porte, est assez petite, et par conséquent, elle ne peut pas donner lieu à des symptômes graves comme par la variole, et d'autre part, parce que son introduction se fait surtout par les vaisseaux lymphatiques, et entre immédiatement dans le sang veineux, d'où la nature l'élimine avant qu'il puisse causer d'autres symptômes plus sérieux.

On dira peut-être que notre manière de voir n'est pas juste, et que tous les phénomènes et les symptômes de la syphylis ne s'expliquent pas ainsi nettement, et enfin que tout cela est une illusion. Il est possible que cette explication, qui nous paraît assez logique pour mieux comprendre tous les phénomènes syphylitiques, paraisse cependant, à certains esprits chimérique ; à cela, nous n'avons qu'une chose à répondre, c'est que nous avons travaillé en toute conscience, mais nous abandonnerons cette théorie aussitôt qu'il y en aura une meilleure pour l'explication plus nette des choses, et nous aurons alors cette consolation de penser qu'elle a eu le sort de celles qui l'ont précédée.

Voici comment les pathologistes s'expriment sur le mode d'action des virus en général :

« L'action d'un virus s'opère en raison de la propriété qu'ont les substances organiques, prises en quantité très-minime, de transmettre d'une manière lente mais continue, leur état moléculaire propre aux substances avec lesquelles elles sont en contact, quelle que soit la masse de celles-ci, parce que la petite portion d'entre elles, qui est modifiée, est bientôt cause d'altérations semblables pour les parties voisines. C'est ainsi que certains virus (syphilitique) peuvent déterminer graduellement une modification moléculaire particulière dans toutes les parties de l'organisme tant solides que liquides. C'est là ce qui caractérise l'infection ou le passage à l'état constitutionnel. Quelques-unes de ces modifications peuvent être transmises héréditairement d'une manière analogue. Pour qu'un virus détermine une modication semblable à celle qui le caractérise dans les humeurs d'un autre individu que celui qui le porte, il faut que ce dernier soit dans certaines conditions naturelles ou accidentelles de constitution, de nourriture, etc. C'est ce qui fait que l'on voit des virus, même le syphylitique, ne pas avoir prise sur tous les individus, et causer des actions différentes sur la constitution de chacun. C'est pour avoir méconnu ou mal étudié les substances organiques et leur propriété, celles entre autres de transmettre graduellement leur état d'altération à d'autres espèces de substances, que le mode d'action et de transmission des virus est resté inconnu, et que la nature des principes contagieux l'est encore généralement, lorsque leur existence n'est pas niée. On ne saurait, en effet, à quelle base objective, à quelle sorte de corps on pourrait les rattacher, ni quelles propriétés pouvaient rendre compte de leur action; de là l'impossibilité de se guider sur quoi que ce fût pour expérimenter. » (Dictionn. de Nysten., *Virus.*)

De tout cela et de tout ce que nous avons dit auparavant de la naissance et de la nature des virus, et surtout de l'action lente et des résultats chroniques du virus syphylitique, certainement il nous est permis de conclure que ce virus est un composé animal mêlé au sérum, ou pour mieux dire, ce sérum même ainsi altéré et encore mêlé au mucus, au muco-pus et à d'autres matières animales, qui lui sert de véhicule, agit peu à peu à la manière d'un levain sur notre économie, en commençant son action modificative surtout par le sang veineux et par les tissus de la région de sa première entrée, et cela fait, il se renouvelle, de la même façon qu'il se forme, sur la surface du chancre qu'il a causé, par la réaction continuelle de l'atmosphère, et il finit, quand son action n'est pas neutralisée par un traitement ou par la nature même, par infecter toute notre économie, en modifiant tous ses éléments anatomiques, solides et liquides. En effet, tous les ferments agissent plus ou moins, et tour à tour, sur les masses qu'ils font fermenter, en les transformant à fond. Si nous mettons un ferment concentré d'un côté, ou sans le mêler avec toute la masse, c'est par là qu'il l'attaque d'abord, et il continue de proche en proche jusqu'à ce que son action soit générale et complète; d'où il résulte une nouvelle modification des molécules de cette masse fermentée ou modifiée par un changement quelconque de toutes ses molécules. Si nous examinons avec attention tout ce qui se passe dans l'acte de la panification, nous voyons que la pâte, sous l'action du levain et d'une chaleur modérée, commence peu à peu à se modifier dans ses molécules, et d'autant plus vite et plus complétement que la quantité du levain est plus grande et la chaleur plus élevée, jusqu'à ce que la fermentation ait gagné toute la masse, par l'altération de la céréaline du gluten et aux dépens du sucre de la farine. Si la même quantité du levain n'est pas mêlée à la fois dans toute la masse de la panification, comme le font toujours les boulangers, mais que nous la mettions seulement en contact immédiat d'un côté et sur un point de la pâte, alors nous voyons que le même phénomène a lieu toujours, mais beaucoup plus lentement, et surtout si la chaleur n'est pas suffisante. Cette fermentation s'opère plus ou moins forte et complète, suivant que la proportion du levain est plus ou moins grande, et suivant sa force, qui est d'autant plus grande, que ce levain est plus vieux, c'est-à-dire plus altéré ou fermenté complétement par la réaction atmosphérique. L'action lente du levain sur les molécules de la farine consiste en ce que la transformation et la consommation du sucre dans cette opération se fait de molécule en molécule, et par conséquent, il faut que le temps soit plus ou moins suffisant pour la fermentation de cette masse, ce qui dépend de la quantité du ferment et de la chaleur tant que, la céréaline qui favorise cette modification, n'est pas entièrement modifiée. De là, il résulte un nouveau composé organique tout à fait différent. Cette masse de fécule ainsi modifiée par le levain, nous savons qu'elle jouit de la même propriété que le levain, ou qu'elle est devenue une masse de levain, parce qu'il existe dans cette masse le même principe qui donne lieu à la fermentation, c'est-à-dire la céréaline du gluten. Chaque ferment est d'autant plus fort qu'il est plus ancien ou qu'il reste plus longtemps sous la réaction atmosphérique; parce qu'alors, les molécules de la substance organique, qui lui sert de véhicule, sont modifiés complétement, et par conséquent, donnent lieu après, dans des circonstances favorables, à une fermentation plus ou moins énergique.

Maintenant, si nous comparons par analogie cette opération à celle du virus syphylitique dans notre économie, nous trouverons une grande ressemblance des phénomènes. En effet le virus syphylitique mis en contact immédiat par des nombreuses solutions de continuité de la muqueuse avec notre organisme, et absorbé immédiatement par les vaisseaux lymphatiques et les glandes mucipares, ne modifie ou n'infecte pas certainement tout de suite tous les éléments anatomiques de l'économie, mais cela se fait peu à peu en agissant par voisinage et successivement sur les éléments d'abord du sang veineux, et en même temps plus énergiquement sur les tissus de la région où il a été déposé la première fois. C'est pour cela qu'il donne lieu à l'apparition du chancre dans cette région, qui reste après comme une source permanente d'infection par la réaction incessante de l'atmosphère sur la surface de ce chancre. Après la première introduction du virus dans le sang, le travail fermentatif ou modificatif est d'autant plus énergique et ses résultats plus forts que la quantité du virus absorbée est plus ou moins grande : mais dès cette première introduction il est étendu et affaibli naturellement dans le sang, et il n'a pas la force d'agir aussi énergiquement dans toute la masse du sang, comme il a fait sur les tissus de la région de son entrée où sa force était entière. Ces tissus d'entrée ainsi fortement modifiés par le virus s'endurcissent autour du chancre, et peu de temps après que l'action générale du virus s'est faite sur toute la masse du corps, chose qui est encore favorisée par le renouvellement du virus sur la surface du chancre, les ganglions lymphatiques s'engorgent et s'endurcissent par l'hypergénèse des éléments fibrineux. Le temps qui s'écoule depuis l'action du virus syphylitique jusqu'à l'apparition des chancres s'appelle parmi les praticiens la période d'incubation, période qui n'est pas toujours bien déterminée et constatée à cause des diverses circonstances et de la plus ou moins grande quantité du virus; mais ce virus n'en continue pas moins son action jusqu'à ce qu'il achève sa modification ou l'infection générale, si la nature ne l'élimine tout à fait, ou s'il n'avorte pas à cause de sa grande quantité. A la fin de cette modification complète, le sérum du sang qui contient l'albumine jouit de la propriété du ferment.

Les deux chancres diffèrent nécessairement par la quantité plus grande des autres diverses matières muco-purulentes plus ou moins épaisses qui lui servent de véhicule, et l'infection grave ou constitutionnelle n'a lieu que dans les cas où le virus est concentré, où le sérum absorbé est plus abondant. Dans les cas au contraire où le virus est mêle en petite quantité au muco-pus, qui est beaucoup plus épais par ces globules des leucocytes, que le sérum virulent, nous n'avons alors que le chancre simple ou le chancre phagédénique causé par l'irritation locale de ces leucocytes virulents, étant altérés aussi par cette minime quantité du sérum virulent : ces globules ne pénètrent pas facilement les vaisseaux lymphatiques et les vaisseaux capillaires pour entrer dans le sang, excepté peut-être les spermatozoaires, altérés de la même façon. L'infection faible qui se fait en même temps par cette minime quantité du virus absorbé et entré dans le sang, avorte sans causer une infection complète ou grave. Le chancre local est souvent phagédénique par la quantité plus ou moins grande du muco-pus introduit par les solutions de continuité, par l'altération ou la malignité plus ou moins forte de ces leucocytes, et encore selon les diverses constitutions. C'est ce qui fait que ces chancres sont plus ou moins multiples, et plus ou moins graves et inoculables par voisinage, à cause de leur muco-pus malin. C'est ainsi que se produisent par une irritation forte les bubons phlegmoneux et suppurants sans exister très-souvent d'autres adénopathies du corps.

Le virus syphilitique est d'autant plus faible ou plus étendu qu'il passe d'un corps à l'autre, et en quantité insuffisante, il ne peut pas porter la modification complète, ou l'infection grave, parce que la nature parvient à l'éliminer. Pendant une infection grave, quand tous les éléments anatomiques du sang, liquides et solides, sont modifiés complétement, il suffit d'une certaine quantité de ces liquides, surtout de ceux qui sont excrétés par les glandes mucipares et salivaires, pour modifier de la même façon toute l'économie et avoir lieu sur un organisme vierge l'infection grave : ce qui indique encore que c'est le sérum du sang qui porte le virus, et cause la modification ou la fermentation lente pour modifier plus ou moins fortement tous les éléments anatomiques de l'économie, par la présence de l'albumine et par la manifestation toujours du chancre dans la région d'entrée du virus ou ferment. C'est ainsi de la même façon, comme nous l'avons dit, que le virus vaccin chez l'homme est beaucoup plus bénin que celui de la variole, parce qu'il est d'avance bien affaibli, ou bien étendu, et la quantité prise pour l'inoculation n'est pas suffisante à reproduire une éruption forte, et de plus encore parce qu'il entre par la peau surtout dans le sang veineux et non pas dans le sang artériel par les poumons, comme le virus variolique. Nous voyons également que si le virus vaccin est plus séreux et plus transparent, il agit alors plus fortement et l'inoculation ne manque jamais, ce qui indique encore que ce virus, comme le virus syphylitique, se trouve toujours mêlé dans le sérum qui lui sert de véhicule propre, et au contraire l'inoculation manque souvent quand le virus vaccin est mêlé au pus ; où relativement il n'y a pas beaucoup de sérum virulent, l'inoculation manque, la quantité du virus étant minime; si elle a lieu quelquefois, elle est faible, et les symptômes généraux ne sont pas assez sensibles. Ici existe sans doute une analogie au chancre simple du virus syphylitique.

Nous avons déjà dit que nous n'adoptons qu'un seul virus syphylitique qui agit à la manière d'un levain, parce qu'ainsi nous pouvons mieux comprendre tous les phénomènes de la sypyhlis, et non par l'existence des deux virus, selon les dualistes, tout à fait différents. Examinons maintenant les divers caractères des deux chancres en les comparant d'après les deux théories de l'unicisme et du dualisme. Les partisans de ces deux théories, et surtout les dualistes, disputent chaleureusement sur la nature et le mode d'action du virus syphylitique dans les deux chancres, depuis le commencement de ce siècle, et ils tirent souvent leurs arguments des diverses expériences hasardeuses qu'on a faites par l'inoculation du pus virulent de deux chancres ; mais jusqu'ici, malheureusement, toutes ces discussions n'ont produit rien de positif et utile pour l'humanité souffrante. Chacun donne ses raisons sur cette affaire si confuse. Les dualistes, et surtout M. Bassereau, qui est le coryphée de cette doctrine, soutient que le chancre mou ou chancroïde, qui ne donne lieu que très-rarement à la syphylis constitutionnelle, était connu des anciens, qu'il n'a aucun rapport avec le chancre infectant ; que ce chancre infectant, qui donne toujours lieu à la syphylis grave ou constitutionnelle, est d'origine moderne ; et enfin qu'il a été transporté d'Amérique en Europe.

Ici, avant d'examiner cette hypothèse, comme il n'est pas clairement établi que la syphylis grave a été transportée vraiment d'Amérique, nous devons agiter la question préalable de savoir si la vérole est une maladie qui appartient à l'homme, ou si elle lui a été transmise du dehors, c'est-à-dire par des animaux. Nous avons déjà montré de notre mieux possible, que cette maladie ne paraît pas être autre chose qu'un ferment ou un composé organique essentiel provenant d'une fermentation putride, lente, des diverses substances organiques animales dans le corps humain, et que des expériences faites par l'inoculation sur les animaux, et surtout sur le singe, il résulte encore que ce virus appartient exclusivement à l'espèce humaine. Nous avons aussi soutenu que les maladies vénériennes existaient sans doute dès la plus haute antiquité, mais qu'elles n'étaient pas bien connues à cause des raisons que nous avons déjà exposées ; et qu'enfin, très-probablement la syphylis grave ou le virus syphylitique, comme nous le connaissons aujourd'hui, était aussi le même chez les anciens, mais peut-être, pour les cas graves, était beaucoup plus rare, à cause d'une difficulté plus grande dans les moyens naturels de la propagation du mal dans tous les rangs de la société, du manque d'un examen attentif et de l'ignorance des médecins sur ce sujet. Pour nous, il n'est pas si important que l'origine américaine du chancre infectant soit démontrée parfaitement, parce que ce virus est, et a été toujours, de la même nature, en existant aussi chez l'homme sauvage, et nous pouvons croire que chez les sauvages de l'Amérique, s'il est transporté de ce continent, il devrait être plus condensé et par conséquent plus fort, faute de propreté et de traitement; mais cela ne démontre pas que ce virus soit tout à fait différent du virus européen ou du virus du monde ancien qui pouvait causer aussi, par des circonstances favorables, l'épidémie italienne. Aussi, nous avons montré que le virus syphylitique n'a pas été transmis à l'homme par les animaux, et surtout par le cheval, et que la maladie semblable, ou, comme l'appellent les vétérinaires, le mal du coït du cheval, qui se présente quelquefois chez ces animaux, est beaucoup plus grave relativement au virus syphilitique de l'homme. Donc, la double existence du virus syphylitique ne peut être défendue que par la différence d'aspect des deux chancres, par des symptômes locaux et par l'infection générale forte causée par la manifestation du chancre induré dans la région où le virus propre a été déposé par le contact immédiat, et où il agit naturellement de toute sa force en donnant naissance au chancre.

Voyons maintenant un à un les caractères particuliers des deux chancres, et expliquons les phénomènes par un seul virus, et de cela on peut faire facilement la comparaison de ces deux chancres, dont les caractères particuliers, d'après M. Clerc, sont les suivants :

Caractères du chancre infectant.

1° Il est incubant, 2° il est induré, 3° il est solitaire, 4° il est accompagné d'adénites non suppurées, 5° il ne s'inocule pas par voisinage, 6° il a un aspect et affecte une forme particulière.

Caractères du chancre mou ou chancroïde.

1° Il n'incube pas, 2° il n'est pas induré, 3° il est multiple, 4° quand il est accompagné d'adénites, ce sont des adénites suppurées; 5° il s'inocule par voisinage, 6° physionomie particulière.

1° Le chancre infectant incube, et le chancre simple n'incube pas. Nous avons dit plus haut que selon nous l'action du virus syphylitique analogue à celle du levain, commence toujours, dès son absorption par le contact immédiat, mais elle diffère suivant la quantité du virus, étant plus ou moins forte.

Quand le virus est mélangé avec du muco-pus épais, il donne tout de suite naissance au chancre simple sur les points déchirés de son entrée dans l'économie, parce que, relativement, la quantité du sérum virulent est minime à cause de la présence des leucocytes qui, comme irritants, causent l'inflammation locale des tissus sans qu'ils puissent pénétrer dans le sang. En même temps l'absorption d'une quantité minime du virus propre, ou poison séreux qui était mélangé avec ce muco-pus, se fait instantanément par les petites solutions de continuité, il entre dans le sang et cause une infection générale, mais très-faible, qui avorte peu de temps après, et s'élimine par la nature. Quand le virus est plus fort ou le liquide séreux et virulent est absorbé en grande quantité, quand il n'est pas mélangé en même temps avec du muco-pus épais, alors le virus, étant plus fort, agit plus énergiquement sur le sang veineux surtout, et le chancre induré se manifeste par le virus comme une porte de sortie, dans la région de son entrée où il était d'abord concentré, et il agit plus fortement en continuant encore à s'altérer sur la surface du chancre, par l'atmosphère, et en s'absorbant de nouveau jusqu'à ce qu'il parvienne à modifier tous les éléments anatomiques, liquides et solides de l'économie par l'altération de l'albumine; ce qui donne lieu enfin à la syphylis constitutionnelle ou à une fermentation du sang plus avancée.

Comme résultat de cette action modificative du virus ou fermentation, nous avons l'endurcissement des tissus dans son entrée et l'engorgement des ganglions lymphatiques plus ou moins fort, par la reproduction anormale des nouveaux éléments plastiques fibrineux.

L'espace chronique qui se passe de l'introducduction du virus jusqu'à l'apparition du chancre sur les solutions de continuité d'où il était entré dans l'économie, et où son action naturellement était plus forte, s'appelle par les praticiens l'époque d'incubation, mais cela ne montre pas que le virus restait inactif jusqu'à cette époque. Le virus circulant dans le sang veineux dès son absorption modifie tout son plasma et enfin cause l'engorgement des ganglions par la génération anomale de la fibrine quand la nature ne peut pas l'éliminer, et neutraliser son action de bonne heure.

2° *Le chancre infectant est induré et le chancre simple non induré.* — Nous avons dit plus haut que c'est à cause de la plus ou moins grande quantité de virus. Mais il existe encore des chancres simples avec une induration locale des tissus plus ou moins considérable. Cela signifie que la force et l'action du virus dans quelques cas est moyenne, c'est-à-dire, que la quantité du virus entrée dans l'économie n'est ni assez faible pour qu'elle soit aussitôt éliminée ou avortée sans résultats fâcheux, ni assez forte pour causer définitivement l'infection grave ou la syphylis constitutionnelle et le chancre induré propre, parce que le virus était mélangé à beaucoup de muco-pus. C'est ici que nous devons placer le chancre mulet et les hybrides des syphyliographes qui ne sont que des chancres de moyenne infection générale (1). Nous dirons la même chose

(1) Pendant cette moyenne infection non grave ou fermentation du sang lente, et qui est plus ou moins incomplète, plusieurs fois nous avons observé qu'il existe des symptômes généraux pareils à ceux de la syphylis constitutionnelle dès son début, tels que malaise et affaissement du corps, céphalalgie remarquable, anorexie, fièvre continue lente, urine d'une odeur et d'une couleur particulière à la syphylis grave, induration moyenne de tissus où siége le chancroïde, s'il existe seul ou avec la blennorrhagie, et engorgement modéré des ganglions lymphatiques avec des bubons phlegmoneux ou non. Ces engorgements des ganglions et l'induration modérée disparaissent peu de temps après eux-mêmes, sans aucune éruption cutanée et sans donner contre eux le mercure et l'iode. Mais tout cela échappe toujours aux malades et même aux praticiens, qui le plus souvent attribuent ces phénomènes au chancre simple et au chancre phagédénique local, qui cause en même temps, par une inflammation et une irritation vive, l'adénopathie phlegmoneuse de voisinage et les bubons suppurants. Cette adénopathie, selon les diverses constitutions et la quantité du muco-pus virulent, est plus ou moins forte, et souvent ne suppure pas.

Au moment de finir notre ouvrage, nous avons vu et lu dans le feuilleton de la *Gazette des hôpitaux*, écrit par M. Lan-

pour la blennorrhagie syphylitique par laquelle, quand le muco-pus virulent qui entre dans le méat de l'urèthre est très-épais, peut avoir lieu un chancre uréthral et même infectant, et la syphylis

glebert, qu'il a paru dernièrement un nouvel ouvrage sérieux par M. Jules Davasse, traitant de la syphylis, de ses formes et de son unité. Nous le regrettons beaucoup, parce que nous n'avons pas le temps de lire tout ce livre attentivement pour voir les raisons détaillées avec lesquelles l'auteur explique par l'unité tous les phénomènes de la syphylis. Mais de tout ce que nous apprenons par M. Langlebert dans ce feuilleton, M. Jules Davasse accepte aussi, avec raison, un seul virus et le regarde sans doute comme une essence virulente par laquelle a toujours lieu une infection générale dans les cas de deux chancres plus ou moins graves. C'est ce que nous adoptons aussi, comme on le voit dans cet ouvrage, mais nous pensons de plus que ce virus agit comme un ferment. L'infection générale, selon lui, existe sous une triple forme bien distincte, c'est-à-dire simple, phagédénique et grave. Mais, une fois posé que le virus syphylitique n'est qu'un seul, mais plus ou moins fort, selon les circonstances, il n'est pas clair, et il ne s'ensuit pas du tout, qu'il n'y ait que trois formes d'infection générale. Pour nous, au contraire, il y en a plusieurs, dont la gravité et le nombre dépendent de l'intensité, de la proportion et des circonstances dans lesquelles le virus a pris naissance; et si l'on estime qu'il y en a trois seulement, c'est qu'on était dans des circonstances où trois autres, ou moins peut-être, étaient avortés, vaincus par la nature.

M. Langlebert n'adopte pas l'existence d'un ferment, comme nous le disons ailleurs, mais il dit justement que le virus syphylitique ou le liquide qui le porte, étant plus séreux, s'absorbe en grande quantité, et alors il donne lieu à la syphylis constitutionnelle ou, selon nous, à une fermentation de la masse du sang plus ou moins complète causée par le ferment ou poison spécial qui se renouvelle dans la surface du chancre sous l'influence atmosphérique et qui s'absorbe continuellement, si cette source ne se ferme pas le plus tôt possible par le traitement, et surtout par les cautérisations réitérées. Au contraire, quand le virus est mélangé au muco-pus épais, sa quantité, et par congrave, si par une grande force pendant le coït se font quelques fissures dans l'urèthre, et quand une quantité suffisante du sérum virulent est ab-

séquent sa force, est insuffisante pour compléter l'infection grave, parce qu'en même temps la nature élimine facilement la petite quantité qui est entrée dans le sang, et l'infection ou la fermentation complète du sang ne s'opère pas. En même temps, le muco-pus, par ses globules, comme nous l'avons dit plus haut, donne lieu au chancre simple ou phagédénique, plus ou moins fort et multiple, selon les proportions du pus virulent et les solutions de continuité par lesquelles est entré ce muco-pus, et enfin selon les constitutions des malades, l'irritation locale, et par suite une irritation nerveuse plus ou moins forte, quand les bubons phlegmoneux et suppurants se forment très-souvent... Il est vrai qu'un ferment, par le contact immédiat, agit toujours de la même façon, quoique plus ou moins lentement, selon les proportions des masses, et il finit dans tous les cas par modifier successivement toutes les molécules de la substance fermentescible, et compléter enfin la fermentation. Mais dans l'organisme vivant, un ferment ne peut pas agir constamment et de la même façon, parce que la force vitale s'y oppose, le combat, et par tous les moyens possibles la nature cherche à l'éliminer pour réparer le désordre commencé dans ses éléments anatomiques, et très-souvent elle parvient à neutraliser son action. M. Langlebert dit encore, avec les autres syphyliographes, que le mu-copus des blennorrhagies diffère tout à fait du pus du chancre simple, parce que l'inoculation par le premier ne donne pas lieu au chancre simple. Cela est vrai; mais, pour nous, le muco-pus de la blennorrhagie au commencement ne diffère pas du muco-pus malsain, qui donne lieu au chancre simple, et c'est parce que, peu de temps après la contagion, le malade urine, et par conséquent les premiers globules malins du muco-pus virulent sortent de l'urèthre, de sorte qu'il ne reste plus que l'inflammation, qui produit d'autre muco-pus plus bénin et qui n'a pas la force de produire le chancre. Par une autre raison le muco-pus des blennorrhagies doit être encore plus bénin, parce que dans la muqueuse de l'urèthre et du vagin l'atmosphère ne pénètre pas facilement pour altérer le mucopus, comme dans la surface du chancre, où existe en même temps des vaisseaux ouverts pour une nouvelle absorption.

sorbée, d'où se produit aussi quelquefois un endurcissement de la muqueuse, et un rétrécissement peut rester après la cicatrisation sur ces points de la muqueuse ulcérée. Ces cas sont très-rares, et le plus souvent c'est le muco-pus épais qui entre facilement dans l'urètlire, avant et après l'éjaculation du sperme, par son poids et par le vide qui se fait dans l'urèthre pendant cette action physiologique.

Le muco-pus reste souvent caché dans les petits replis de la fosse naviculaire en causant, par l'irritation de ses globules, la blennorrhagie forte et résistante. Le muco-pus de cette blennorrhagie syphylitique ne donne plus lieu, par l'inoculation, au chancre simple, parce que le premier muco-pus virulent qui, par ses leucocytes malins, a causé cette blennorrhagie, est entraîné peu de temps après par l'urine, et, ainsi jeté en dehors du corps presque toute sa quantité, il ne reste plus de globules malins, et, dans l'urèthre, l'inflammation causée par le premier muco-pus ne donne plus qu'un muco-pus bénin qui, par l'inoculation, ne produit pas le chancre simple.

3° Le chancre infectant est solitaire et le chancre simple multiple. Il est vrai que le premier a toujours lieu quelque temps après l'absorption du liquide séreux et proprement virulent. Mais ce liquide séreux ne reste pas là pour irriter continuellement les tissus dans les points de son entrée, et après son apparition ne contient pas du pus épais irritant, comme le fait le muco-pus malsain par ses leucocytes, et qui donne lieu tout de suite au chancre simple.

Ces globules du muco-pus restent dans les écorchures de cette région locale, et donnent naissance quelquefois à plusieurs chancres par voisinage, et ce sont les chancres multiples, etc.

Le phagédénisme dépend de la malignité plus ou moins forte du muco-pus virulent, c'est-à-dire par la quantité du virus propre qui est mélangé avec ces leucocytes, et par l'irritation nerveuse ou la constitution du malade.

4° Le chancre infectant est accompagné d'adénites non suppurantes, et le chancre simple d'adénites suppurantes.

Nous avons dit que le premier donne lieu à la dureté locale des tissus sans irritation assez remarquable, quand encore l'infection générale est forte, et à l'engorgement des ganglions lymphatiques, parce que la nature cherche à éliminer le poison fermentatif qui circule dans le sang veineux, et qu'on parvient à combattre et à dissoudre après un traitement convenable et après un temps plus ou moins long, pour réparer tous les résultats fâcheux qu'il a causés dans l'économie. C'est dans cette période, comme on le sait, que les préparations mercurielles sont très-utiles pour la plasticité du sang qui cause les engorgements des ganglions, car la nature abandonnée à elle-même ne s'en débarrasse qu'avec peine, pas toujours encore, et après un long espace de temps.

5° Le chancre infectant ne s'inocule pas par

voisinage, mais le chancre simple s'inocule par voisinage. Cela tient à ce que le liquide virulent du premier est tout à fait séreux, et il est absorbé immédiatement en s'étendant dans le sang, et par conséquent il n'y a pas de globules pour irriter sans cesse les tissus locaux. Or il ne reste que la première action plus ou moins forte qu'il a causée pendant son absorption, où, quand elle est suffisamment forte, se forme peu de temps après la vésicule qui contient du sérum virulent et qui est le ferment syphylitique. Elle se rompt et donne lieu au chancre infectant, dont le sérum virulent s'altère continuellement par l'atmosphère et s'absorbe par les vaisseaux lymphatiques ou capillaires, ouverts sur la surface de ce chancre, dont le fond est blanc par le tissu lamineux qui est mort. Au contraire, le pus du chancre simple, épais par ces globules, est moins virulent, mais plus irritant, et par conséquent donne lieu tout de suite au chancre simple ou multiple, selon le nombre des écorchures et la quantité déposée du muco-pus virulent, qui par voisinage s'inocule lui-même encore.

6° Le chancre infectant et le chancre simple ont chacun un aspect particulier. Cela dépend encore de la couleur du sang veineux, qui se modifie plus ou moins par le ferment ou virus syphylitique et par l'action locale plus ou moins forte. Dans la syphylis grave, le sang est entièrement modifié, d'où la couleur des syphylides. Par cela les maladies syphylitiques paraissent avoir une analogie avec les maladies charbonneuses ou typhiques, comme nous l'avons dit plus haut.

Telles sont donc les considérations qui nous semblent mieux expliquer tous les phénomènes syphylitiques par l'existence d'un seul virus, qui est plus ou moins fort et qui cause plus ou moins fortement la modification du sang, connue de tous, et à laquelle participent peu à peu tous les éléments solides et liquides de l'économie.

Les dualistes ont leurs raisons pour soutenir leur opinion, parce que, en effet, les deux chancres présentent des phénomènes tout à fait différents, mais en apparence, et c'est surtout l'inoculation du pus des deux chancres qui donne lieu au doute de l'existence d'un seul virus. Mais tout cela est apparent, comme nous l'avons déjà démontré, et par l'inoculation nous ne pouvons pas avoir de conclusions exactes quand nous ignorons parfaitement de quoi se composent les substances inoculées, et quelle est leur différence. Or les deux substances virulentes des deux chancres nous présentent des différences qui n'existent pas au fond; car nous le croyons fermement, elles ne sont, en réalité, qu'un seul composé organique sous diverses conditions et des différences de quantité. Nous le répétons ici encore, si la prétendue différence du virus de deux chancres consistait en effet en deux substances tout à fait différentes, comment peut-on expliquer ces divers phénomènes douteux et embarrassants? Comme, par exemple, la syphylis grave ou constitutionnelle, qui a lieu par la présence d'un chancre simple, et surtout chez un individu tout à fait vierge; l'induration des tissus, plus ou moins remarquable dans les chancres simples, l'existence quelquefois des blennorrhagies avec un chancre uréthral, qui ne se guérissent pas facilement par les moyens simples, et qui souvent donnent lieu même à la syphylis grave, et à des rétrécissements de l'urèthre par des cicatrices consécutives d'une induration, et enfin la présence du chancre mulet et des hybrides, et surtout la difficulté à diagnostiquer exactement dans tous les cas ces prétendus différents chancres? Tous ces faits ne sont-ils pas mieux et clairement expliqués par l'existence d'un seul virus ayant la propriété de ferment qui modifie d'abord le sang veineux, et tour à tour, par une fermentation lente, tous les éléments de l'économie; qui, par sa quantité plus ou moins grande et par la force de la nature à éliminer ce poison, donne ainsi la clef de ces phénomènes, si différents en apparence?

Les praticiens et les syphyliographes ont encore deux opinions sur le mode d'absorption et d'action du virus syphylitique. Les uns, parmi lesquels MM. Ricord, Culerier, Sigmond, Michaeli (de Vienne), etc., disent que le virus syphylitique borne sa sphère d'activité autour du point du premier contact, et le chancre vient ensuite infecter toute l'économie. Les autres, parmi lesquels

MM. Baumes, Cazenave, Vidal, etc., adoptent que le virus syphylitique est toujours absorbé immédiatement pendant le contact, et qu'il se répand dans toute l'économie ; et le chancre n'est, selon eux, que la première manifestation de l'infection générale, ou, pour ainsi dire, la preuve de la saturation de l'organisme par le virus. Pour nous, d'après tout ce que nous avons jusqu'ici exposé, ces deux théories ont lieu en même temps, c'est-à-dire le virus ou le ferment syphylitique, étant absorbé, dès le contact immédiat, par les vaisseaux lymphatiques et les glandes mucipares, continue son action fermentative de molécule en molécule, et peu de temps après le chancre se manifeste dans la région d'entrée du virus où par la réaction atmosphérique continuelle, le sérum de ce chancre s'altère de nouveau et s'absorbe sans cesse; et cette nouvelle minime quantité ajoute à la première, qui se trouve déjà étendue dans le sang, la force suffisante, jusqu'à ce qu'il parvienne à accomplir son action modificative dans tous les éléments solides et liquides de l'économie. L'action réitérée du virus sur les tissus environnants du chancre infectant donne lieu à la dureté spéciale et caractéristique de la syphylis grave, par une déposition de la fibrine dans cette région fortement transformée.

La syphylis constitutionnelle, quand elle est à son comble, donne lieu nécessairement à l'hérédité, parce que l'économie, ainsi modifiée dans tous ses éléments anatomiques, ne peut pas être reconstituée dans son état naturel, si ce n'est après un long espace chronique et après un traitement efficace. Pendant cette période, le sang et par conséquent tous les éléments solides et liquides, comme aussi les liquides excrétés et secrétés, surtout par les glandes mucipares et salivaires, contiennent du virus ou du ferment syphylitique. Ces liquides, quand ils entrent en quantité plus ou moins suffisante dans l'économie, jouissent de la propriété du ferment, pouvant aussi opérer la fermentation du sang d'un autre individu sain et surtout tout à fait vierge, de la même façon que le premier ferment (1).

(1) La maladie qui a été observée il y a un siècle dans les contrées illyriennes, appelée scherlievo, a une grande ressemblance avec la syphylis constitutionnelle tertiaire, et il est connu qu'on la traite aussi par les préparations mercurielles et iodées. Une pareille maladie existe aussi dans quelques villages des deux départements de la Grèce, Aitolie-Acarnanie et Messénie. Cette maladie que nous avons observée nous-même plusieurs fois et que nous avons toujours traitée comme la syphylis constitutionnelle, il nous semble, quoiqu'elle ne se propage pas par le rapprochement sexuel, qu'elle n'est pas une maladie particulière, différente de la syphylis. Elle est sans doute transmise dans ces familles toujours par l'hérédité. En effet, ces pauvres malades qui ne communiquent pas, heureusement, leur mal à d'autres individus sains par les rapports sexuels, donnent leur cachexie à leurs enfants, et ce n'est que pendant le développement du corps qu'apparaissent les boutons, surtout à la face, à la bouche, dans les fosses nasales, et enfin partout le corps, quand ils ne sont pas soignés. Les indigènes appellent cette maladie, qui n'est qu'un funeste présent des Vénitiens, σπυρόκολον, qui signifie boutons malins, et qui ne sont qu'une manifestation de la syphylis héréditaire.

Le gouvernement grec a établi exprès deux établissements à Missolonggi et à Calamata, chefs-lieux de ces deux départe-

C'est pour cela que le fœtus qui se nourrit du sang de sa mère qui a la syphylis à son comble, naît souvent syphylitique : c'est-à-dire, son sang porte la même modification que celle du sang de sa mère. C'est ainsi qu'une nourrice et une mère syphylitiques, au dernier degré, donnent à un enfant bien portant du lait malsain et peu nutritif, et si elles continuent longtemps, sans être guéries, à le nourrir, elles peuvent lui donner la syphylis grave. De même par la salive et d'autres liquides d'un sujet syphylitique au comble, et surtout s'il porte un chancre ou des plaques muqueuses dans sa bouche, peut donner, par le contact immédiat, la syphylis grave à un autre individu vierge, sans rapports sexuels. Enfin, selon nous, dans les villes populeuses où il existe

ments, pour la guérison parfaite de ces malades, qui d'ailleurs ne sont pas nombreux. J'ai eu l'avantage, il y a quatre ans, de remplacer pendant trois mois, à Missolonggi, mon collègue, M. Drossini, médecin de l'hospice de cette ville. Pendant ce trimestre j'ai pu me convaincre que cette maladie n'est pas autre chose que la syphylis tertiaire, qui se propage par l'hérédité chez ces paysans. Je l'ai guérie comme mon précédent collègue, toujours par les préparations mercurielles et iodées, et surtout par l'iodure de mercure.

Dans ce travail uniquement consacré à la prophylaxie contre les maladies vénériennes, nous ne pouvons pas, sans doute, parler du traitement des maladies syphylitiques ; mais, comme par des observations qui nous sont propres, nous nous sommes fait une opinion tout à fait particulière sur le traitement de ces maladies, et surtout sur celui des blennorrhagies. Nous avons le dessein de proposer plus tard, dans un autre petit opuscule, un traitement plus simple et rapide sans aucun de ces médicaments qui causent tant de dégoûts aux malades, et qu'il n'est pas indispensable d'en administrer.

beaucoup de malades syphylitiques qui ne se soumettent à aucun traitement et qui circulent tous les jours dans les cafés, dans les restaurants et autres établissements publics, et où ils portent à leur bouche des verres ou d'autres ustensiles qui, mal nettoyés, sont ensuite servis à d'autres personnes; dans ce cas-là, disons-nous, plusieurs personnes saines avalent une minime proportion de ce virus étant déposé par la salive sur ces ustensiles; mais cela se fait toujours sans aucun résultat fâcheux.

Nous avons déjà dit que le ferment syphylitique n'entre pas dans le sang sous la forme de germes vivants ou de parasites microscopiques, et que toutes les fermentations n'ont pas un besoin indispensable de ces germes vivants, végétaux ou animaux; car l'action du ferment sur les corps catalytiques consiste en des substances plus ou moins azotées, qui existent aussi dans les cellules qui constituent l'organisme de ces germes vivants, et sur ces substances azotées agissent les ferments par le contact immédiat ou par catalyse isomérique sous l'influence de la chaleur et en vertu des affinités chimiques, d'où résultent d'autres nouveaux composés comme ferments secondaires ou ferments des ferments.

Les syphyliographes, comme il n'est pas possible de savoir clairement tout ce qui se passe dans les opérations cataleptiques qui se font dans les corps organisés, se contentent de dire, d'une part, que nous ne savons pas en quoi consiste le virus syphylitique; mais, de l'autre côté, ils construisent une multitude de théories et de doctrines qui, par conséquent sont en désaccord. M. Langlebert, qui dernièrement a écrit son excellent ouvrage en soutenant vigoureusement l'unicisme, n'adopte pas, et avec raison, l'existence des parasites qui entrent dans le sang et se multiplient là; mais il n'accepte pas non plus l'explication des phénomènes par un ferment syphylitique. Voici ce qu'il dit à cet égard : «Cette force (du virus) a été comparée à celle que possèdent les ferments; mais cette comparaison, supposée exacte, ne jette qu'une lumière bien faible sur le sujet qui nous occupe. Ici encore nous en sommes réduits à constater et réduire les faits que nous ne saurions expliquer. Qui nous dira le principe qui préside aux actions chimiques des ferments, la cause qui produit leurs merveilleux effets? (1) »

Il est vrai que nous ne pourrons, pour jamais peut-être, approfondir les mystères des diverses modifications ou des décompositions et recompositions qui ont lieu dans les atomes chimiques des corps organisés en vertu des affinités chimiques, ou, en d'autres termes, nous ne pouvons savoir l'influence qu'exercent quelques principes par leur présence sur d'autres substances organiques, par le contact immédiat, parce que le fond

(1) *Traité théorique et pratique des maladies vénériennes*, 1 vol., p. 250; Paris, 1864.

des choses reste inaccessible toujours à nos investigations par le manque de moyens suffisants. Mais pour cela il ne faut pas se refuser à expliquer les phénomènes d'une manière la plus probable, voyant les résultats qui se passent à nos yeux pendant et après une action quelconque d'une substance organique dans notre économie à cause de raisons physiologiques et chimiques.

En résumé, sur la nature et sur le mode d'action et de propagation du virus syphylitique, nous concluons ce qui suit :

1° Le ferment ou virus syphylitique est un composé organique animal non vivant, provenant d'une fermentation putride lente, et étant dissous ou mêlé en certaine quantité dans le sérum du sang qui lui sert de véhicule propre, constitue avec ce sérum un fluide transparent qui jouit de la propriété de ferment, parce qu'il contient le même principe fermentatif qui a causé la fermentation pour sa reproduction.

2° Le ferment syphylitique, par des circonstances favorables, se forme dans les parties génitales d'une femme débauchée et malpropre toujours, où peuvent être accumulées diverses substances animales et qui fermentent sous l'influence de l'air atmosphérique et de la chaleur animale.

3° Ce ferment ou ce sérum altéré et toxique étant encore mêlé au muco-pus et à d'autres liquides organiques excrétés ou sécrétés, qui lui servent aussi de véhicule, ne se propage que par le contact immédiat, et principalement pendant les rapports sexuels, et il n'attaque pas sérieusement le système nerveux.

4° Le virus ou ferment syphylitique est unique dans sa nature, et suivant les circonstances et les individus qui le portent, il est plus ou moins condensé et plus ou moins fort. C'est pour cela qu'il ne donne pas toujours la sypyhlis grave ou constitutionnelle.

5° Le ferment syphylitique, quand il est faible ou absorbé en petite quantité, étant mélangé au muco-pus, ne donne pas nécessairement lieu à l'infection grave, parce qu'il avorte facilement sans résultats fâcheux, excepté des lésions locales causées par le chancre simple et phagédénique ou par les globules de ce muco-pus, qui sont malins et irritants, comme ils étaient mêlés avec une petite quantité du virus propre.

6° Le ferment syphylitique entre en grande quantité dans l'économie par une absorption forte du sérum qui est son propre véhicule, il agit immédiatement sur la masse du sang veineux surtout, et après, si la nature ne peut pas neutraliser son action, sur toute la masse ou sur tous les éléments solides et liquides de l'économie à la manière d'un levain. De là résulte l'induration des tissus de son entrée où se trouve aussi le chancre nommé *infectant*, l'engorgement de tous les ganglions lymphatiques, et la syphilis constitutionnelle.

7° Le ferment syphylitique agissant lentement sur tous les tissus de l'économie, et principalement sur ceux de son entrée, par toute sa force, augmente d'abord la plasticité du sang, et enfin engorge les ganglions lymphatiques d'où la nature chasse ce poison, et les endurcit d'autant plus qu'il était plus fort ou condensé, et l'organisme plus propre.

8° Le ferment syphylitique entre dans le sang, lui cause une fermentation lente et plus ou moins forte, causant ainsi une modification spéciale dans tous les éléments anatomiques liquides et solides de l'économie, et par une telle opération complète ou forte, tous les liquides de l'économie excrétés et sécrétés, et même le sang, jouissent aussi de la même propriété du ferment primitif en quantité suffisante ; c'est-à-dire qu'avant d'être affaiblis par l'élimination successive, ces liquides virulents donnent lieu à une fermentation semblable, et ils modifient de la même façon, plus ou moins fortement, l'écomie d'un sujet vierge, ou pour mieux dire tout le sérum du sang, à la présence de son albumine, se *modifie*.

9° Le ferment syphylitique, quoique pris dans la même proportion, n'agit pas toujours avec la même force chez tous les individus. Il agit plus ou moins fortement, suivant les diverses constitutions, suivant les habitudes acquises des sujets, et surtout suivant qu'ils ont subi autrefois plus ou moins dans son action.

10° Le ferment syphylitique diffère nécessairement de tous les autres virus formés aussi par la fermentation putride, par sa nature spéciale et sa composition particulière, à cause des conditions et des diverses matières animales qui le forment, et par le mode de son introduction dans l'économie.

11° Le ferment syphylitique n'est pas un fort poison ni dangereux dans tous les cas, parce qu'il entre dans l'économie seulement par les fissures des muqueuses, surtout dans le sang veineux, d'où la nature le chasse et l'élimine, et très-souvent elle parvient à le neutraliser quand il est affaibli et en minime quantité.

12° Le ferment syphylitique s'affaiblit peu à peu dans l'économie, et surtout après que n'existe plus le chancre manifesté pour lui servir encore de source nouvelle. Enfin la nature le chasse en dehors par toutes les voies possibles, et alors le sang peut reprendre sa première consistance naturelle, si l'organisme ne contracte pas une nouvelle infection plus forte.

13° Le ferment syphylitique étant mélangé à du muco-pus et des produits inflammatoires, perd d'autant plus de sa force qu'il existe des leucocytes en abondance et très-peu de sérum virulent, et dans ce cas-là, il donne lieu seulement à un chancre simple ou à un chancre phagédénique.

14° Le ferment syphylitique ainsi mélangé et affaibli donne lieu, par du muco-pus épais et malin, à des blennorrhagies fortes dont le muco-pus diffère tout à fait de celui du premier virulent, et il ne donne lieu ni à la syphylis forte ni à des chancres simples par l'inoculation, à cause des circonstances où il se trouve, et peut exister chez plusieurs individus qui paraissent sains, sans infecter jamais fortement d'autres personnes qui, de leur côté, peuvent recéler en elles-mêmes une certaine quantité du même virus.

15° La contagion qui se fait par le contact immédiat diffère de degré, soit par la dureté du coït, soit par les violences et les frottements auxquels sont soumises les parties génitales des deux sexes, et enfin par la virginité plus ou moins grande de l'économie sur l'action du virus, et cela est la cause que certains individus ne sont pas infectés par une personne malade, et au contraire d'autres s'infectent en même temps par le rapprochement de la même personne.

16° Le ferment ou virus syphylitique se propage enfin par l'hérédité quand le sang et tous les tissus de l'économie sont modifiés à fond, c'est-à-dire quand la syphylis est à son comble.

17° Les préparations mercurielles et l'iode, quoiqu'ils soient très-utiles dans les cas graves contre la plasticité du sang, et par conséquent contre les engorgements ganglionnaires, néanmoins ils ne sont pas tout à fait les véritables spécifiques.

18° Par le traitement seul, jamais la syphylis ne disparaîtra du sein des sociétés, si, en même temps, une prophylaxie sûre n'est pas mise en usage, et surtout si la femme n'a pas les moyens convenables de se tenir toujours propre et en *immunité*.

CHAPITRE TROISIÈME

DE L'HYGIÈNE PRIVÉE, DE LA PROSTITUTION ET DE LA POLICE MÉDICALE.

Nous avons déjà examiné, au chapitre précédent, quelle est l'origine des maladies vénériennes et de la syphylis, comment elles prennent naissance et comment elles se propagent ; de même, quelle est la nature du virus syphylitique et le mode de son action. Ici nous exposerons maintenant en passant, d'abord les lois qui naturellement sont faites pour l'homme et qui sont la sauvegarde légitime et naturelle de sa santé ; après cela nous passerons sur les obligations qui incombent à la police médicale et à celle du département de veiller à la santé publique et aux mœars dans l'intérêt de la société, et enfin nous parlerons des obstacles qui imposent des limites à la police des mœurs, relativement aux mesures qu'elle prend contre la prostitution dans l'intérêt de l'hygiène publique et privée.

I

De la salubrité privée.

La nature a donné aux animaux l'instinct et les sens pour les protéger dans le milieu où ils vivent. Chacun sait combien cette protection de la nature se montre d'une manière étonnante chez tous les animaux inférieurs à l'homme, dans l'art merveilleux avec lequel ils savent sentir et éviter leurs ennemis, et en même temps chercher, trouver et choisir les meilleurs aliments nutritifs pour leur subsistance. C'est là une bonne hygiène privée. Souvent même leur initiative instinctive a éclairé l'homme dans ses recherches. Mais l'homme, qui est doué d'un organisme plus parfait, plus compliqué et plus sensible, a nécessairement des besoins plus complexes et des désirs plus multiples dans sa vie ; par conséquent il est entouré de plus de dangers dans le milieu qui l'environne. C'est pour qu'il puisse les conjurer que Dieu lui a donné de plus la raison. Ainsi, pour éviter les diverses substances toxiques, les miasmes et les émanations nuisibles à sa santé, il a tant étudié qu'il est devenu enfin chimiste, et il a été si soucieux de se placer dans de bonnes conditions d'existence pour lui et ses semblables, qu'il s'est fait vrai médecin, et il a créé l'hygiène publique et privée.

Ici nous laisserons nécessairement de côté l'hygiène publique pour ne parler que de la propreté privée, qui fait l'objet de notre plan.

L'histoire, la législation et la religion des anciens peuples nous démontrent largement que l'homme, surtout dès qu'il a vécu en société, a eu des soins, même minutieux, de la propreté de son corps pour garantir sa santé. Le chapitre seul des bains, des ablutions, etc., remplit des pages entières dans la Bible hébraïque et dans le Coran turc. C'est ainsi que les Turcs, sans distinction de rang, sont obligés chaque jour à des ablutions et à des bains réitérés, avant et après la prière, plusieurs fois par jour ; et ces soins même leur sont recommandés après le rapprochement sexuel. C'est avec cette pensée qu'ils usent et abusent des parfums, et tous ces usages sont encore plus anciens chez les Hébreux. La circoncision, qui est commune à ces deux peuples, n'a pas d'autre raison d'être, dans ces pays chauds, que la conservation de la propreté, et par conséquent de la santé du corps, notre premier bien ; et toutes ces prescriptions sont encore plus multipliées et plus minutieuses pour la femme. Mais disons en passant que la circoncision a été loin de racheter cet avantage de la propreté que l'on pouvait d'ailleurs se procurer plus simplement par des lavements soigneux ; outre qu'elle n'est pas indispensable et qu'elle fait souffrir, nous croyons qu'elle a donné lieu aux plus mauvaises habitudes (1).

(1) Il est très-probable que la circoncision est une des principales causes de la pédérastie chez les peuples orientaux, et surtout chez les Turcs, où d'autre part, ce qui paraît paradoxal, règne la polygamie. — Car les Hébreux, par ordonnance religieuse, se marient depuis l'âge de quinze ans pour échapper au danger de la masturbation ; mais ce mariage, contracté trop jeune, les sauve peut-être par un épuisement prématuré du défaut contre nature, ce qui n'a pas lieu chez les Turcs. En effet, d'une part le manque de civilisation et la facilité du plaisir avec la femme chez eux en amène le dégoût, surtout dans les rangs élevés ; et d'un autre côté, dans les rapports honteux et contre nature ils croient retrouver la sensibilité du gland dénudé, qu'ils ont perdu à la suite de la circoncision.

Tous ces soins de propreté du corps et principalement des parties génitales, la difficulté à la communication et l'abstinence du coït chez la femme, à cause de son esclavage chez ces peuples et surtout chez les Turcs; telles sont les principales causes, sans doute, que les maladies vénériennes et la syphylis grave sont beaucoup plus rares chez ces peuples, où l'hygiène publique est très-négligée d'ailleurs, et la médecine est pratiquée par l'empirisme. Ce qui fait que très-souvent les maladies pestilentielles se développent chez eux et font des ravages inouïs.

Mais, me dira-t-on peut-être, si les maladies vénériennes se développent à cause de la malpropreté, qui existe toujours dans les basses classes des sociétés et surtout chez les peuples misérables, comme les nomades, bohêmes, etc., pourquoi donc ces maladies sont-elles plus fréquentes aujourd'hui malgré tout traitement sûr chez les peuples civilisés, où l'hygiène est en honneur et la proprété beaucoup plus étendue et parfaite? Pour les raisons suivantes : d'abord parce que dans les sociétés civilisées et surtout dans les villes populeuses, la promiscuité est plus facile, et qu'une jeune fille qui cache son mal sous les dehors de la beauté la plus trompeuse, « nimium « ne crede colori, » le communique en peu de temps à plusieurs individus de tous les rangs de la société. Tandis qu'au contraire chez les peuples peu civilisés, et pour la plupart malheureux, et où règne encore une certaine sévérité de mœurs relativement aux rapports sexuels, les plaisirs de l'amour rencontrent beaucoup plus d'obstacles dans leur expression, et une femme ainsi malade meurt très-souvent sans communiquer son mal à personne.

A présent qu'il est donc bien établi que la propreté est un bien précieux et que c'est par la malpropreté chez l'homme et surtout chez la femme que le poison ou virus syphylitique a pris, et peut prendre toujours naissance dans les circonstances que nous avons déjà développées plus haut, il ne nous reste qu'à nous occuper des moyens qui peuvent fournir plus de facilité et plus de garantie dans tous les soins de toilette qui jusqu'ici n'a pu se faire dans les parties cachées de la femme que d'une manière très-imparfaite et très-insuffisante, et c'est pour combler cette lacune que nous avons cru bien faire en inventant le nouvel instrument que nous avons annoncé à la fin du premier chapitre de cet ouvrage, et dont nous allons faire la description plus bas.

II

De la prostitution.

Ici nous n'avons pas à faire l'histoire de la prostitution, mal nécessaire et connu de toute antiquité, et qui se développe avec les sociétés elles-mêmes; lesquelles à leur tour ne cessent de prendre des mesures contre elle dans l'intérêt des mœurs et de la santé publique. Ce dernier point seul est du domaine de la prophylaxie. La France, entre autres, se préoccupe légitimement dans cette question. Ainsi les hygiénistes réclamaient encore pour elle, il y a peu de temps, les mesures suivantes :

« 1° L'inscription dans toutes les localités de France, des filles se livrant à la prostitution de notoriété publique; 2° leur visite faite tous les quatre jours par des médecins et l'emploi du spéculum pour les visiter ; 3° la visite hebdomadaire dans toutes les villes de garnison, faite par les soins de leurs chirurgiens respectifs, des hommes appartenant aux troupes de terre et de mer, et l'envoi des hommes malades à l'hôpital; 4° l'admission des vénériennes dans les hôpitaux généraux, sans pour cela supprimer les services spéciaux; 5° l'amélioration du régime de certains hôpitaux spéciaux; 6° la multiplication des consultations publiques avec distributions gratuites des médicaments; 7° l'interdiction absolue de toute provocation sur la voie publique. » (Nysten.)

Examinons maintenant une à une toutes ces règles, et voyons en quoi elles sont utiles, pour éviter toujours la propagation de ces maladies, et jusqu'à quel point ces règles remplissent leur but :

1° Sur la première règle nous n'avons rien à observer, car il paraît nécessaire qu'il existe des filles publiques, surtout dans les grandes villes et les pays de garnison, sous la surveillance de la police des mœurs.

2° Les visites faites de ces filles et leur inspection par le spéculum certainement sont utiles, et on peut ainsi presque toujours reconnaître les malades pour les traiter. Mais cette mesure même est-elle suffisante pour garantir tous ceux qui peuvent être exposés à l'infection? Nous répondrons : non. Car même pour ces filles ainsi souvent inspectées, il est possible que le miasme ou le virus ait échappé aux investigations du médecin, et alors une fille inspectée peut encore donner la blennorrhagie à l'homme et même la syphylis grave quand elle porte le mal à son comble sans des chancres ouverts. Donc sans une prophylaxie plus sûre, nous resterons toujours dans cet embarras d'une infection inévitable.

3° Quant à l'inspection hebdomadaire des filles inscrites, elle est aussi très-utile, et cela vaut certainement mille fois mieux que de ne rien faire; mais, malgré toutes ces précautions, plusieurs personnes, et les soldats même, attrapent encore assez souvent la chaudepisse et la vérole aussi à d'autres sources particulières.

4° Pour les malades syphylitiques, quand il n'existe pas dans une ville des hôpitaux spéciaux, certainement on peut s'en passer sans séparer ces malades des autres non syphylitiques, parce que si d'une part la syphylis peut être transmise par le contact immédiat, de l'autre côté c'est un danger auquel peut s'opposer la surveillance des infirmiers.

5° Sur la question d'amélioration du régime il n'y a pas lieu d'en parler ici, c'est l'affaire des administrateurs et des médecins de ces hôpitaux.

6° La multiplicité des consultations publiques et la distribution gratuite des médicaments est une admirable inspiration de la charité, mais trop souvent encore le génie du malade pourra tromper le génie de la charité. La facilité de guérir les malades syphylitiques chez eux peut donner lieu à la facilité de communiquer leur mal à d'autres avant leur guérison parfaite, par conséquent il n'y a qu'un moyen de détruire et empêcher de renaître ce mal, c'est une prophylaxie sûre et très-accessible qu'on pourra obtenir pour tout le monde.

7° Quant à l'interdiction de toute provocation sur la voie publique, ce moyen en lui-même, pour les vraies mœurs, n'est pas praticable d'une manière absolue, et par conséquent il reste toujours une porte ouverte au libertinage et à la maladie.

Toutes ces considérations nous prouvent de nouveau et de plus en plus qu'il nous faut nécessairement une prophylaxie sûre et facile à pratiquer toujours par chaque individu et par ses propres soins, au lieu de pallier et de guérir seulement la maladie. Une prophylaxie générale et complète, nous le répétons fermement, le détruira et l'empêchera de renaître.

III

De la police médicale et des mœurs.

Dans tous les pays, il a toujours existé, nécessairement, des règles administratives prises dans l'intérêt des mœurs et aussi dans l'intérêt sanitaire commun. En France, notamment, la police des mœurs et les médecins, ses auxiliaires, ne se sont pas montrés moins jaloux que les hygiénistes de défendre de leur mieux les intérêts importants qui leur sont confiés. Mais, toutes les mesures publiques qui ont été prises ne peuvent pas pénétrer dans la sphère des passions privées. Tout le monde connaît toutes les dispositions minutieuses quoique insuffisantes qui ont été prises dans l'intérêt de la police médicale, et qui se trouvent pour ainsi dire rappelées par la dénomination même des maisons de tolérance, et surtout par les régimes prohibitifs et restrictifs auxquels elles sont soumises ; et quant au zèle des médecins sur ce point, à toutes les époques, qui est-ce qui pourrait en douter après ce que nous rappellent MM. Belhomme et Aimé Martin (1)?

« Les bals publics et les boulevards les plus élégants sont encombrés de ces filles aux toi-

(1) *Traité de pathologie syphilitique et vénérienne*, 1 vol., p. 647; Paris, 1864.

lettes tapageuses, aux regards effrontés, qui se livrent chaque soir au premier venu, et qui, cela paraît incroyable, ne sont pas, pour la plupart, inscrites à la Préfecture de police. Pourquoi ces filles ne sont-elles pas en carte? Est-ce qu'elles ne réunissent pas toutes les conditions qui font la prostituée et qui sont résumées dans un message du Directoire au conseil des Cinq-Cents, daté du 17 nivôse an IV? Les circonstances qui, aux yeux des directeurs, devaient constituer la fille publique, étaient les suivantes : « Récidive ou « concours de plusieurs faits particuliers léga- « lement constatés, notoriété publique, arrestation « en flagrant délit, prouvé par des témoins autres « que le dénonciateur ou l'agent de police. »

« Est-il rien de plus facile que de mettre dans ces conditions la catégorie des filles dont nous venons de parler? N'ont-elles pas, pour nous servir des termes du même message, des habitudes scandaleuses, hardiment et constamment publiques? »

Quant à nous, comme pour tout le monde, toutes les ordonnances et toutes les mesures prises par les diverses administrations nous paraissent sans doute aussi justes que sévères, et quant au vœu exprimé par les deux auteurs de cette citation, qui sont déjà remarquables dans cette matière, il nous paraît très-légitime aussi, mais d'une réalisation bien délicate et bien difficile, sinon tout à fait impossible. Mais, quoi qu'il en soit, et pût-on aller sur ce point jusqu'aux limites qui séparent la liberté privée de l'intérêt public, tout le monde comprend très-bien que la sévérité de l'administration et le zèle des médecins ne pourront jamais empêcher que le mal ne puisse encore, dans beaucoup de cas, se contracter et se propager par la voie de la prostitution clandestine qui, de sa nature, et malgré la meilleure volonté du monde, échappera toujours à toute surveillance.

Il est donc bien évident que la prophylaxie publique et privée est le seul moyen qui soit à notre disposition pour combattre ce caméléon qui sait, et peut prendre, toutes les formes pour se dérober à notre juste poursuite, qui ne manque jamais de se faire un bouclier de la liberté personnelle, et qui, d'ailleurs, a toujours pour auxiliaire l'attrait du plaisir, auquel le sage lui-même ne sait pas résister.

CHAPITRE QUATRIÈME

NOUVELLE MÉTHODE DE PROPHYLAXIE GÉNÉRALE ET SURE CONTRE LES MALADIES VÉNÉRIENNES ET CONTRE LA SYPHYLIS.

Nous avons déjà mentionné, dans notre premier chapitre, d'une manière générale, que les divers moyens qui ont été essayés par les praticiens jusqu'à présent sur la prophylaxie contre les maladies vénériennes, et qui, par des expériences faites, ont été démontrés utiles, auraient pu approcher du but qu'on se proposait d'atteindre; mais la manière de les appliquer ne pourrait pas convenir à la femme; et elle n'était pas assez inoffensive, parce que les composés liquides qui sont employés pour cette prophylaxie sont assez forts et, par conséquent, peuvent être nuisibles à la muqueuse vaginale et utérine, et c'est pour cela qu'on s'est trouvé engagé justement à penser qu'il n'y a pas moyen définitivement d'établir une prophylaxie sûre et innocente dans tous les cas.

En 1858, M. Diday s'exprimait ainsi :

« Si depuis longtemps ce mal honteux résiste aux mesures en vigueur malgré leur vigoureuse exécution, c'est fort probablement que ces mesures sont insuffisantes. Voilà vingt ans que l'expérience le crie à la raison »(1). Il est vrai que ce

(1) *Nouvelles doctrines sur la syphilis*, 1 vol., p. 552; Paris, 1858.

sujet, si délicat et si difficile sous le rapport des mœurs, n'a pas encore été étudié assez profondément et avec une attention assez forte pour parvenir à un résultat désiré, résultat si indispensable pour la santé et si important pour le bonheur des familles. Mais l'époque où nous vivons ne nous permet plus de méconnaître aucun moyen utile et commode sur cette matière. Aussi depuis quelques années, les praticiens et les syphyliographes ont-ils touché sérieusement à cette étude, et si nous n'avons pas encore obtenu les moyens efficaces et faciles à pratiquer contre les maladies syphylitiques, néanmoins nous connaissons plusieurs substances liquides qui sont prophylactiques mais d'une manière très-difficile dans leur application.

Dans ce dernier chapitre, nous ferons connaître d'abord les principaux composés liquides qu'on a recommandés comme utiles jusqu'à présent, en montrant leur utilité et le résultat qu'ils peuvent donner sans être appliqués par la méthode que nous proposons ici à l'aide du coléocoréthron, et nous montrerons ensuite les composés plus simples et inoffensifs dont nous nous servons à l'aide de cet instrument pour obtenir le même résultat plus efficace, par une application facile, et toujours inoffensive. Enfin, nous ferons la description du coléocoréthron, instrument très-facile à manier et on ne peut plus commode pour la propreté et la santé des femmes.

I.

Moyens prophylactiques connus, recommandés et mis en usage par les praticiens, jusqu'à présent, contre les maladies vénériennes et syphylitiques.

Les syphyliographes subdivisent la prophylaxie constituée par ces moyens et par les visites faites, ainsi que par l'inspection à l'aide du spéculum dans les maisons publiques, en prophylaxie générale et en prophylaxie privée ; mais ils ne donnent d'attention qu'aux moyens qui concernent la prophylaxie publique , laquelle à son tour concerne seulement les maisons de tolérance. Nous avons dit plusieurs fois, et nous le répétons, que par ces moyens partiels il n'est jamais possible de réussir parfaitement, attendu que dans la plupart des cas la contagion se propage par des rapprochements clandestins ; par conséquent, pour remédier à cette lacune, il fallait une prophylaxie vraiment générale pour qu'elle pût comprendre dans toute son étendue tous les cas privés sans aucune exception, et c'est là un avantage dont nous croyons que notre prophylaxie peut se prévaloir à juste titre pour le bien de chacun et de tous.

Voici maintenant un à un les principaux composés liquides qu'on a essayés jusqu'ici comme prophylactiques ; nous les prenons dans l'ouvrage de MM. Belhomme et Aimé Martin que nous avons consulté à ce sujet. Nous expliquerons en même temps leur action et leur utilité, en démontrant leur défaut et la difficulté de leur application.

Le premier essai pour trouver un moyen prophylactique contre la syphylis, maladie si affreuse et surtout si à craindre à cause de l'hérédité funeste qu'elle transmet, fut tenté à Paris il y a un siècle quand Guilbert de Préval, professeur de matière médicale à la Faculté de Paris, découvrit son eau phagédénique admirable. Mais tout le monde sait quel accueil fut fait alors à cette espèce de prophylaxie ; c'est ce qui peut s'expliquer par les préjugés de cette époque sur cette question. Quant à nous, nous pensons qu'on aurait pu et dû se borner à ne pas l'admettre uniquement, au lieu de la repousser ainsi, comme n'étant ni convenable ni suffisante. Deux années plus tard, Peyrilhe, membre honorable de la même Faculté, proposa l'ammoniaque étendu d'eau comme prophylactique. Hunter préconisa aussi l'eau de chaux et le sublimé en solution, à la dose de 2 grains pour 8 onces d'eau, etc.

Voici encore textuellement ce qu'ont dit les précédents auteurs : « Depuis, on a vanté successivement l'eau chlorurée, le vinaigre, les alcooliques, etc. En 1851, M. Langlebert adressa au président de l'Académie de médecine une lettre dans laquelle il dit avoir neutralisé les effets du virus implanté dans les tissus au moyen d'un liquide dont voici la formule :

Alcool ordinaire................	30 grammes.
Savon de potasse avec excès de base.	20 —
Essence de citron rectifiée........	15 —

« M. Langlebert donna à l'appui de son assertion des preuves expérimentales concluantes.

« En 1855, M. Rodet fit connaître aussi la composition d'une solution qui, mise en contact pendant quinze à vingt minutes avec la piqûre d'inoculation d'un chancre, empêchait le développement ultérieur de cet accident. Ce liquide, moins irritant que celui de M. Langlebert, est aussi actif; il est composé ainsi qu'il suit :

Eau distillée............	32 grammes.
Perchlorure de fer.......	4 —
Acide nitrique...........	
Acide chlorhydrique.....	

« Dans une excellente thèse que nous avons citée déjà à plusieurs reprises, M. Chaballier dit que chacune de ces substances qui entrent dans le liquide de M. Rodet réussit isolement. En examinant la valeur de ces divers liquides prophylactiques, on est forcé de convenir, à l'exemple de M. Diday, qu'ils peuvent le plus sans pouvoir le moins, puisqu'une condition indispensable de leur action c'est qu'ils restent en contact pendant un certain temps avec les organes, et cette condition est difficile à remplir au moment où l'on vient de se livrer à un rapprochement suspect. Mais nous croyons comme M. Jannel qu'on obtiendrait d'excellents résultats si on forçait chaque maison publique, ou chaque fille soumise, d'avoir dans un endroit apparent un flacon toujours rempli d'un de ces liquides et destiné aux ablutions.

« M. Jannel, qui dirige le service médical du dispensaire de Bordeaux, y a fait adopter cette mesure par l'autorité locale ; elle a produit les meilleurs effets. Le liquide dont il recommande l'emploi se compose de :

Alun cristallisé...............	1,500	grammes.
Sulfate de protoxyde de fer.....	100	—
Sulfate de cuivre..............	100	—
Alcool aromatique composé....	10	—
Eau commune................	100	litres.

« A Bruxelles, le liquide dont l'administration a imposé l'emploi se compose de :

Lessive des savonniers.........	1	partie.
Eau commune................	20	—

« Il a l'inconvénient très-grave de s'altérer en absorbant l'acide carbonique. »

Nous voyons que tous les composés liquides précédents qu'on a essayés pour neutraliser le virus syphylitique contiennent des substances caustiques et astringentes, et que les alcooliques en font toujours partie. Il est donc bien évident, et c'est avec raison, qu'on n'en peut pas attendre une grande utilité et une application facile et parfaite, car ce sont des substances, pour la plupart non-seulement fort astringentes, mais encore très-irritantes, et elles ont en même temps l'inconvénient d'être colorées, et même en supposant que leur usage pût être facile et inoffensif, néanmoins on ne pourrait pas encore s'en servir sans désagrément à cause de la teinte qu'elles laissent sur le linge. On voit par conséquent que ces liquides ne sont pas applicables facilement par toutes ces raisons et qu'ils ne peuvent être utiles sans faire du mal à la muqueuse. Enfin, la manière avec laquelle on recommande de les appliquer est telle qu'il n'est pas possible, comme nous l'avons dit auparavant, de nettoyer et chasser le muco-pus et d'autres matières âcres et malsaines de tous les points de la muqueuse qui forme tant de replis dans le vagin, et tout jet du liquide injecté avec les seringues ordinaires, quelque fort qu'il puisse être, ne peut pas dilater suffisamment la muqueuse vaginale et en ôter tout le mucus et le muco-pus malsain qui se cache dans ses replis. Donc, il nous faut un autre moyen tel qu'on puisse toujours avoir la muqueuse dans toute sa surface, légèrement stimulée et tout à fait nettoyée par le liquide injecté.

Les praticiens recommandent toujours non-seulement les ablutions, d'une part, aux filles suspectes avant le moment du rapprochement, mais encore, d'autre part, à l'homme, le lavage fait avec soin des parties génitales, chaque fois après l'acte coïtal. Mais toutes ces précautions, bonnes sans doute, ne peuvent être prises que pour les dernières filles publiques, et dans certains cas seulement. Or, il existe surtout dans les grandes villes des femmes galantes, ayant de certaines manières avec lesquelles se montrent une délicatesse regrettable, mais qui laisse survivre l'illusion; pour elles, il n'y a aucune précaution et c'est de cette façon, dans la plupart des cas, que les gens du monde sont infectés. Mais si l'on met en usage une bonne manière prophylactique, comme je la propose, manière qui, en même temps, est hygiénique, facile et innocente pour l'homme, et particulièrement pour la femme, de faire à volonté sa toilette, n'ayant aucune autre précaution à prendre, et sans favoriser d'ailleurs ainsi le libertinage et le relâchement des mœurs, cela ne sera-t-il pas, dans tous les cas, la prophylaxie la meilleure, la plus sûre et la plus préférable mille fois à toutes les mesures qu'on prend aujourd'hui inutilement? Nous croyons que cela est vrai et clair.

Il est inutile de faire remarquer ici que le moyen prophylactique (appelé capote) du médecin anglais Condom, peut être justement repoussé, si l'on excepte les maisons publiques, non-seulement parce qu'il est partiel et contrariant, et que son application, d'ailleurs, n'est pas sans quelque gêne matérielle, mais surtout parce qu'il peut manquer très-souvent, se déchirer au moment du danger, et enfin parce qu'il n'est de mise dans certains cas, comme indice d'un soupçon désagréable.

Les autres précautions qu'on préconise dans le même but sont des garanties, il est vrai, pour l'homme seulement, mais jamais pour la femme, et pour celui-là encore d'une manière douteuse. Ainsi, par exemple, on recommande les lavages soignés et les injections uréthrales après le rapprochement, l'expulsion de l'urine pour chasser la matière infectante qui pourrait avoir pénétrée dans l'uréthre, d'enduire la couronne et le gland avec une substance graisseuse, ce qui, selon nous, serait plus utile, si cela était pratiqué avant le coït, parce qu'ainsi, non-seulement le contact immédiat ne se fait pas complétement, mais encore parce que les parties se trouvent ainsi protégées contre le frottement violent, et cela peut éviter des solutions de continuité de la muqueuse dans les deux sexes, etc. On indique, en outre, comme dernier moyen prophylactique, de ne pas prolonger le temps d'un rapprochement suspect. Nous dirons, nous, que tout cela est inutile, et qu'absolument parlant, aucun préservatif n'est sûr, et on n'est jamais garanti, quand une femme souffre sérieusement, que l'acte coïtal est énergique, et surtout quand les proportions des parties viennent aussi y concourir. Car il est évident que l'absorption d'une matière virulente ou seulement irritante par les parties génitales est toujours très-facile et instantanée pour les raisons anatomiques et physiologiques que nous avons développées, et que tout le monde d'ailleurs connaît.

II

Nouveaux moyens prophylactiques très-simples et inoffensifs contre les maladies vénériennes et syphylitiques.

Au premier chapitre de cet ouvrage nous avons parlé de l'action de l'alcool lorsqu'il est mêlé à des substances fort toxiques, et nous avons dit que l'action d'un des plus forts poisons qui existent, comme le curare, par exemple, d'après l'expérimentation de M. Cl. Bernard, diminue beaucoup quand il est mélangé avec quelques gouttes d'alcool pur et que ce poison ne détruit pas la vie d'un animal, injecté à la même dose, dans son sang, comme il le fait en étant pur. Nous savons encore tous que l'alcool, il y a quelque temps, a été recommandé comme antimiasmatique et légèrement stimulant, et par conséquent très-utile aux plaies, parce qu'il empêche toute altération des liquides dans les plaies par l'action atmosphérique, diminue l'inflammation et donne lieu à une guérison plus rapide et plus facile. Nous voyons également que l'alcool fait partie de tous les composés précédents, qu'on recommande, et dont on se sert comme prophylactiques contre les maladies vénériennes, et encore l'acide acétique, le vinaigre, etc. (1). Or, si ces

(1) M. le Dr Batailhé, qui a publié, il y a déjà deux ans, une petite brochure sur l'utilité et l'usage de l'alcool dans les plaies, a aussi lu récemment à l'Académie de médecine un écrit dans

composés liquides alcooliques, purs pour la plupart, que tout le monde d'ailleurs peut se procurer facilement et à bon marché, jouissent de la propriété d'être antimiasmatiques, légèrement stimulants ou astringents, et rafraîchissants en même temps, quand ils sont suffisamment étendus, n'est-il pas évident que nous pouvons, d'une manière convenable et même agréable, nous en servir pour entretenir propres et saines les parties génitales, surtout de la femme, chez laquelle ces parties offrent, par leur muqueuse, une grande surface, avec des replis innombrables, où peut adhérer et se cacher la matière muco-purulente altérée par l'atmosphère? et n'est-il pas clair que si nous voulons déterger cette membrane de son muco-pus souvent très-malsain et virulent, avec des ablutions, il nous serait impossible de le faire parfaitement sans avoir un moyen particulier et spécial pour cet usage? Certainement, sans un tel instrument que nous allons voir plus bas, la muqueuse ne pourra jamais être bien nettoyée par un jet de liquide injecté, quelque fort qu'il puisse être, parce que ce li-

lequel il dit qu'il a reconnu, par des expériences faites, comme bon de pratiquer des injections dans le vagin et l'utérus des femmes accouchées qui sont ou peuvent être attaquées par la fièvre puerpérale, comme très-utiles étant antiasthmatiques et stimulantes. Ici nous voyons encore l'avantage et le grand service que peut nous donner l'alcool. Pour ces injections recommandées aux femmes accouchées, nous pensons que notre coléocoréthron serait aussi le meilleur moyen, pour les appliquer par les raisons que nous avons déjà exposées plus haut.

quide sort sans dilater la muqueuse et sans entraîner avec lui les autres matières liquides et le muco-pus malsain (1).

Les moyens qu'on emploie aujourd'hui étant si incomplets, ne peuvent être, par conséquent, assez utiles quelque forts qu'ils soient. En effet, les composés qu'on a commencé, il y a quelques années, à faire injecter dans le vagin des filles publiques, comme nous l'avons dit plus haut, sont très-forts, nuisibles et incommodes. Mais il en serait autrement si nous faisions ces injections à l'aide du coléocoréthron et avec des liquides plus simples et rafraîchissants. Alors nous n'avons plus besoin d'autres liquides que celui de l'alcool très-étendu (alcool fort, 1 partie, eau fraîche, 4 à 6 parties, et quelquefois plus étendu), et encore celui du vinaigre ordinaire ou du vinaigre des roses (1 partie de vinaigre et 3 à 4 parties d'eau), aussi nous pouvons employer l'acide acétique (1 partie avec 8 à 10 parties d'eau), et en même temps nous ajoutons à l'alcool ou au vinaigre étendu un peu d'alun.

Après ces liquides que nous pouvons employer plus ou moins forts ou plus ou moins étendus, selon les circonstances, l'alcool est toujours pré-

(1) Comme preuve que tous les points de la muqueuse doivent être bien nettoyés, nous indiquons encore la fosse naviculaire de l'urèthre, où il existe aussi des petits replis qui souvent ne sont pas débarrassés du mucus virulent, et la blennorrhagie résiste longtemps par quelques globules virulents qui restent entre ces petits replis cachés.

férable et surtout quand il s'agit d'une fille suspecte. En second lieu, il est bon aussi d'employer le vinaigre et surtout celui de roses qui est en même temps légèrement stimulant comme l'alcool. On peut encore se servir du vin noir ou du vin rouge étendu d'eau en partie double. L'acide acétique, quoiqu'il donne le même résultat assez étendu, néanmoins puisqu'il est plus cher et plus difficile à avoir toujours, doit le céder à l'alcool pour cette raison, et pour les motifs énoncés plus haut.

On dira peut-être que par ces liquides trop étendus et si simples, il n'est pas possible de neutraliser le virus et d'éviter toujours la contagion, parce que très-souvent, même avec les autres composés si forts que nous venons d'énumérer, nous ne réussissons pas complétement. Nous répondrons que ce ne sont pas le moins du monde les liquides employés qui restent insuffisants, mais c'est le manque d'un moyen mécanique pour débarrasser la muqueuse tout à fait de toutes ses matières irritantes et virulentes, et par le coléocoréthron, ce but serait atteint parfaitement dans tous les cas, et par conséquent, on pourra se servir de liquides plus étendus, plus inoffensifs et plus faciles à avoir chez soi.

Puisque nous pouvons obtenir toutes les fois que nous le désirons une propreté parfaite et prophylactique chez la femme suspecte et malsaine en ôtant de ses parties toute matière contagieuse, nous n'avons pas besoin absolument de recommander à l'homme plusieurs précautions pour les rapprochements suspects, si cette toilette prophylactique est toujours faite par la femme. Mais il serait sage néanmoins de se laver chaque fois, non-seulement pour éviter toute contagion, mais encore pour les soins hygiéniques particuliers que tout homme bien élevé et prudent doit avoir de sa personne. Dans les cas où une fille suspecte n'aurait pas fait sa toilette hygiénique de la manière que nous allons indiquer plus bas en donnant la description du coléocoréthron et la manière de s'en servir, l'homme, et même la femme ne seraient jamais garantis par tout autre moyen prophylactique, parce qu'il reste toujours caché dans les replis de la muqueuse de la matière contagieuse provenant d'un chancre plus ou moins infectant ou d'une blennorrhagie syphylitique et contagieuse; et il y a toujours danger d'attraper une maladie vénérienne quelconque, avant qu'elle soit détergée et stimulée par l'alcool étendu ou par d'autres liquides convenables, comme nous l'avons dit dans tous ces points, ce que nous pouvons toujours faire à l'aide du coléocoréthron.

Nous avons dit aussi qu'il est quelquefois utile d'enduire légèrement d'une substance graisseuse la couronne et le gland avant le rapprochement suspect, ce qui peut empêcher non-seulement une solution de continuité, mais encore l'absorption rapide d'une matière virulente. Celui qui ne le veut pas peut se borner toujours à un lavement simple d'eau ou par l'alcool légèrement étendu par le vinaigre aromatique, ou mieux par celui de roses, et chasser un peu d'urine s'il peut le faire; et enfin, il est toujours prudent d'agir comme s'il avait affaire à un sujet malade, quelle que soit d'ailleurs la circonstance où l'on se trouve, et surtout quand la personne est tout à fait inconnue. Cela ne serait jamais plus utile qu'aux personnes qui n'auraient jamais été infectées, car ce sont les personnes vierges relativement à la maladie syphylitique, qui attrapent très-facilement et le plus souvent la blennorrhagie et même le chancre simple et le chancre infectant.

Nous avons aussi parlé, et il est connu de tous, qu'une femme saine est plus rarement infectée de la part d'un homme malade, parce que celui-ci, quand il souffre sérieusement, pour communiquer son mal, ne peut fonctionner sans douleurs, et d'ordinaire évite nécessairement tout rapport sexuel jusqu'à ce que son état s'améliore, et il va se guérir parfaitement; et d'ailleurs, dans le cas où la guérison d'une blennorrhagie contagieuse est prochaine et quand un chancre quelconque est cicatrisé, toute contagion est très-rare et difficile à communiquer. Mais quelquefois, malheureusement, de la part de l'homme imprudent, des rapprochements ont lieu avant une guérison parfaite, et par conséquent, une femme peut être exposée, sans doute, à la contagion. Or, si cette femme, au préalable, fait sa toilette hygiénique avec de l'alcool étendu, comme nous la prescrivons avant et après les rapports sexuels, et si elle a la précaution de faire uriner l'homme après qu'il sera bien lavé, il n'y a pas de danger pour elle, de sorte que ce qui importe pour les deux sexes, c'est d'avoir toujours à leur disposition, et surtout la femme, le moyen simple et commode de tenir facilement, dans tous les cas, les parties génitales propres et saines, pour éviter toute contagion dans les cas suspects. Mais, par les moyens que nous proposons, nous avons montré que cela se fait parfaitement d'une manière très-simple et très-facile. Donc, la prophylaxie ainsi pratiquée sera la plus générale, la plus sûre, et par conséquent la plus convenable et la plus utile pour amener et assurer la diminution d'abord, et enfin la disparition complète des maladies vénériennes et syphilitiques.

III

Description du coléocoréthron et manière de s'en servir.

1° *Description.* Le coléocoréthron a la forme cylindro-conique.

Cet instrument, dont on voit ci-après la figure, se compose de trois parties distinctes :

1° La base, qui est conique, comme celle d'un spéculum ordinaire.

2° Le corps, qui est un cylindre creux de 8 à

9 centimètres de longueur et de 10 à 15 millimètres de diamètre. Dans son centre passe une canule, dont l'une des extrémités commence par la surface de la base du cône et finit au milieu ou au capuchon, qui est l'autre moitié du cylindre.

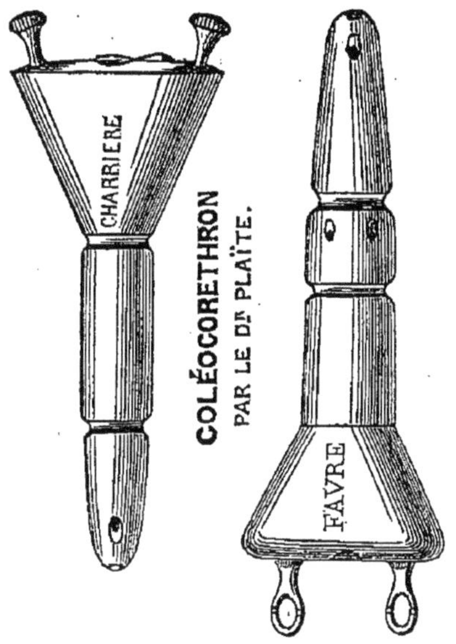

3° Le capuchon, qui est long de 3 à 4 centimètres, a presque l'épaisseur du cylindre. Voici maintenant la description détaillée de ces trois parties :

1° La première partie, la base conique, porte à son extrémité recouverte deux boutons, longs de 2 centimètres olivaires, ou ronds à leur sommet, destinés à tenir l'instrument. Au milieu de cette extrémité recouverte du cône, et entre les deux boutons, se trouve le trou de la canule qui traverse toute la longueur du cône et la moitié du cylindre; l'autre extrémité de ce cône est soudée au cylindre. Ce cône a 3 à 4 centimètres de longueur, le diamètre externe de ce cône est de 4 à 5 centimètres et celui du côté soudé, de 1 à 2 seulement.

2° La seconde partie, ou le corps du coléocoréthron, se compose du cylindre, qui est un peu plus mince au sommet que du côté soudé à la base, et il est long de 4 à 5 centimètres, comme nous l'avons dit. Il est traversé dans son centre par la canule, qui passe aussi la base conique, ayant l'épaisseur d'un cathéter ordinaire. Ce cylindre est recouvert et soudé au bout de la canule, qui reste ouverte dans la cavité du capuchon creux.

3° La troisième partie est le capuchon, qui, à sa base, a l'épaisseur du cylindre, avec lequel il est soudé. Il est creux et long de 3-4 centimètres.

Ce capuchon porte à son extrémité un petit trou, et autour de son sommet, quatre autres petits trous. A sa base, soudé au cylindre et à la distance de 2 millimètres, ce capuchon porte une échancrure circulaire, assez profonde et rude à son fond, pour lier à l'aide d'un fil ciré, sur cette échancrure une calotte d'éponge fine cousue en dedans; ce capuchon porte encore quatre petits trous qui ne sont pas couverts par l'éponge, pour que le liquide injecté puisse toujours sortir plus facilement, quoique, par les autres trous du sommet, qui sont couverts par l'éponge, il sort aussi le liquide par les pores de cette éponge.

Comme accessoire pour l'usage du coléocoréthron, il nous faut encore une seringue métallique, pareille à celle que nous employons pour les injections de la vessie, contenant 120 à 150 grammes d'eau, et qui est connue de tous. Sa canule doit être plus courte que d'habitude, et son trou doit avoir un calibre égal à celui de la canule du coléocoréthron. Dans cette seringue, nous mettons le liquide que nous voulons injecter dans le vagin, et nous appliquons sa canule à celle du coléocoréthron.

L'instrument que nous avons fait fabriquer par M. Charrière fils, et par MM. Robert et Collin, qui nous ont donné le premier spécimen, et que nous avons modifié, d'après des expériences faites pour son application, est d'un métal solide et inattaquable par les acides. Quoique les liquides dont nous nous servons pour les injections prophylactiques et hygiéniques soient très-simples, et pas acides, excepté le vinaigre, comme nous l'avons fait voir plus haut, néanmoins le coléocoréthron doit être toujours tenu bien propre et être bien nettoyé chaque fois qu'il a servi. Cet instrument, on peut encore, si l'on veut, le faire fabriquer en argent. Mais, ce qui sera mieux, c'est que MM. les fabricants pourront nous le faire à bon marché, quand l'instrument sera en usage; en étain même, métal qui ne s'altère pas.

Cette dernière fabrication pourra faciliter l'usage, en modérant le prix et en permettant de loger tout l'appareil dans une petite boîte ou nécessaire.

Le premier instrument que nous avons fait fabriquer portait sur le cylindre quatre petites tiges métalliques, qui étaient destinées à tenir l'éponge; mais, cette forme étant difficile à manier, comme plus compliquée, nous l'avons abandonnée. Nous avons encore le dessein de le modifier, si par son utilité il est mis en usage, de telle façon que le cylindre peut traverser la base, qui autrement peut être ovalaire, en espèce de piston, avec une fermeture en dedans, etc. Nous présenterons aussi, prochainement, cette modification à l'Académie.

2° *Manière d'appliquer le coléocoréthron pour faire la toilette prophylactique et hygiénique.*

Nous avons déjà mentionné dans notre premier chapitre où nous parlons en général de maladies vénériennes, d'une part, que c'était le moyen d'application des liquides prophylactiques aux parties délicates de la femme, dans le but désirable d'éviter la contagion de ces maladies, qui avait fait défaut jusqu'ici, et que les praticiens, qui nous montrent plusieurs composés liquides fort astringents comme prophylactiques, conviennent eux-mêmes, d'autre part, que ces liquides ne sont pas toujours utiles à cause de la difficulté de les appliquer, et que par conséquent ces liquides ne peuvent pas nous rendre un grand service. Nous avons dit aussi que, pour débarrasser dans tous ses points la surface de la muqueuse vaginale, il fallait avoir un instrument convenable et facile à manier, et que c'est dans cette intention que nous avons imaginé le coléocoréthron dont nous avons donné précédemment la description. Pour bien nettoyer et déterger toute la surface de la muqueuse vaginale, il faut remplir les deux conditions suivantes : d'une part, il faut obtenir la dilatation du vagin par le liquide que nous voulons injecter et empêcher ce liquide de sortir, afin qu'il puisse être maintenu et en contact avec toute la surface de la muqueuse tout le temps nécessaire pour sa stimulation et sa purification parfaites ; et d'autre part, il faut en même temps avoir le moyen de nettoyer ou balayer tous les points de cette muqueuse avec ce liquide retenu dans le vagin pour décoller cette fois et expulser tout son mucus ou muco-pus virulent et toute autre matière malsaine. Or, cela s'obtient parfaitement par le coléocoréthron. Cet instrument, bien appliqué dans le vagin, bouche hermétiquement son entrée par sa base grosse et conique, et par conséquent retient le liquide. Dans le vagin se trouve déjà le cylindre de l'instrument qui est entouré de l'éponge très-fine jusqu'à son sommet, en espèce de calotte ou capote. Le liquide, injecté à l'aide d'une seringue, sort par les petits trous autour du sommet de l'instrument, et il se répand en sortant par les pores de l'éponge dans le vagin, qu'il imprègne et le dilate. Après cette injection, nous retirons la seringue et le trou externe de l'instrument à l'aide d'un petit robinet en ressort se fermant lui-même. Ainsi, le liquide reste dans le vagin, qui se dilate autant que nous voulons, et quelques minutes après nous tournons légèrement l'instrument au moyen des deux boutons externes en forme de manche, en faisant un ou deux tours ; alors, l'éponge imbibée du liquide nettoie toute la muqueuse ; cela fait, nous retirons l'instrument et tout le liquide sort entraînant toute matière malpropre qui n'a pas été emportée par l'éponge. Après cette opération, nous faisons encore, si nous voulons, une seconde injection simple sans éponge avec le coléocoréthron, et après avoir lavé soigneusement l'éponge, nous l'appliquons encore à l'instrument qui déterge et nettoie bien de nouveau la muqueuse de la même façon sans injection.

Pour toutes ces ablutions et purifications, qui sont très-simples, et que toute fille peut pratiquer facilement elle-même pour son hygiène, il faut se servir de l'alcool bien étendu, comme nous l'avons déjà dit, en ajoutant quelquefois encore un peu d'alun, c'est-à-dire 1 partie d'alcool fort et 4 à 6 d'eau fraîche, ou encore plus étendu si la sensibilité de la muqueuse est grande. L'alcool, d'après notre expérience, est le meilleur liquide prophylactique comme stimulant et antimiasmatique, que nous pouvons avoir dans tous les cas. Le coléocoréthron est utile non-seulement pour la stimulation légère de la muqueuse au moyen d'un liquide quelconque dans les blennorrhagies chroniques, mais encore pour rendre impossible en même temps toute contagion, lorsque cette injection est faite avant les rapports sexuels suspects. Aussi ces injections sont encore très-utiles pour toute leucorrhée, appelée d'ailleurs flueurs blanches, par laquelle toute femme peut être tourmentée, quelle que soit sa position. Avec cette méthode, la femme après sa menstruation peut se donner les soins que réclame la propreté hygiénique; enfin, cet instrument peut être employé utilement pour faire des injections antimiasmatiques et hygiéniques, si importantes chez les femmes accouchées, quelques jours après leur accouchement, alors que les parties se sont un peu resserrées; surtout ces injections et ces lavements réitérés sont indispensables s'il y a lieu de craindre le développement d'un miasme quelconque dans les salles des femmes accouchées; et enfin il combat avantageusement un écoulement chronique qui, peu de temps après, donne lieu très-souvent à la leucorrhée.

Voici de quelle manière une femme doit se servir de cet instrument, pour les circonstances que nous avons dites. Elle met dans une cuvette de l'eau fraîche ou un peu tiède quand le temps est froid; elle mouille d'abord l'éponge pour la rendre souple et douce, et l'applique sur l'instrument, en la fixant comme nous l'avons déjà dit; après cela, elle remplit la seringue du liquide préparé, et en écartant bien les parties, elle introduit, par une impulsion au fur et à mesure forte, le coléocoréthron ou la brosse hygiénique dans son vagin, et enfin, elle a soin de tenir l'instrument bien fixé de la main gauche; de la main droite, elle prend la seringue, et pour injecter le liquide par la canule du coléocoréthron, elle applique les deux doigts, le médius et l'annulaire, dans les deux anneaux de la seringue, et le pouce sur le piston pour le faire agir et pratiquer l'injection. L'injection faite, le trou externe de la canule du coléocoréthron se ferme à l'aide d'un petit robinet que nous avons déjà décrit; alors, avec les deux mains, elle maintient l'instrument bien appliqué pendant quelques minutes, et enfin, en lui faisant faire légèrement un ou deux tours, le retire, et le liquide est évacué. Après cette première injection, on en peut faire une seconde, et cela est bien utile, à l'eau simple, ou on applique seulement l'éponge bien nettoyée sans mettre plus de liquide, etc. Toutes les fois qu'on a fini cette toilette hygiénique et en même temps prophylactique, il faut bien savonner l'éponge et nettoyer l'instrument qui toujours doit être tenu bien propre.

Avant de terminer notre travail, nous croyons utile de donner sur la prophylaxie générale contre les maladies vénériennes et contre la syphylis les règles générales suivantes pour les deux sexes.

I. — RÈGLES HYGIÉNIQUES ET PROPHYLACTIQUES POUR L'HOMME.

1° Tout homme doit se tenir constamment propre et se laver au moins une fois par jour les parties génitales, et surtout le prépuce, la couronne et le gland avec soin, à l'eau simple et quelquefois à l'eau légèrement alcoolisée ou vinaigrée, précaution toujours hygiénique.

2° Tout homme qui a le malheur d'avoir un chancre quelconque ou la chaudepisse plus ou moins forte, doit s'abstenir de toute irritation et de tout rapprochement sexuel jusqu'à sa guérison et reconstitution complète. Celui qui fait le contraire aggrave certainement son mal, et retarde son rétablissement en s'exposant à beaucoup d'autres dangers; sans parler qu'il n'est pas juste de communiquer froidement son mal à autrui.

3° Tout homme, surtout dans les grandes villes, qui s'expose à des rapports sexuels avec une personne tout à fait inconnue, et par conséquent toujours suspecte, doit lui proposer décidément, quoique avec délicatesse, de faire d'avance bien sa toilette hygiénique et prophylactique de la façon que nous avons décrite plus haut, avec l'alcool assez étendu ou avec du vinaigre de roses, aussi bien étendu : ce qui n'est pas difficile quand on a le coléocoréthron à sa disposition. Car cela serait fait encore d'avance volontiers tous les jours par soi-même, dans l'intérêt de la santé.

4° Après un rapprochement suspect, tout homme doit chaque fois renouveler immédiatement sa toilette, en se lavant avec du savon ou de l'eau alcoolisée, et en expulsant quelques gouttes d'urine; car, s'il existe quelques solutions de continuité ou fissures légères, et s'il a pénétré dans l'urèthre une petite quantité de la matière malsaine, qui peut quelquefois échapper à toute précaution prophylactique, l'absorption ne se fait pas facilement, et il y a moins à craindre dans les cas même les plus suspects.

5° Celui qui est plus exposé par sa constitution forte à des déchirures plus ou moins grandes, doit ajouter à toutes les précautions précédentes celle-ci, d'enduire légèrement d'avance le gland et la couronne d'un corps gras, pour opposer une barrière plus forte à toute solution de continuité et à toute contagion.

6° Il est encore bon de dire à l'homme que tout abus des plaisirs non-seulement épuise et prédispose à d'autres maladies, mais, de plus, peut être suivi d'un échauffement et même d'une balano-posthite ou une blennorrhagie forte, quoique la femme ne soit pas malsaine.

7° L'homme, lorsqu'il communique avec une fille suspecte, qui ne veut pas faire sa toilette d'avance, comme nous l'avons décrite, ou qui éprouve des difficultés ou des douleurs en la faisant, doit renoncer au plaisir, et il ne faut pas s'y livrer imprudemment, parce qu'il est très-probable qu'elle porte des chancres, dont le virus étant fort peut l'infecter malgré toute précaution.

II. — RÈGLES HYGIÉNIQUES ET PROPHYLACTIQUES POUR LA FEMME.

1° Toute femme, outre ses soins de toilette ordinaire, doit se tenir toujours très-propre et se laver soigneusement, et surtout après chaque menstruation, à l'aide de cette brosse hygiénique que nous avons pour cela imaginée avec de l'eau fraîche légèrement alcoolisée ou vinaigrée.

2° Ces précautions sont plus utiles, et particulièrement recommandées aux femmes qui ont très-souvent des flueurs blanches ou d'autres catarrhes de la muqueuse utérine et vaginale, sans qu'il y ait eu aucun abus des plaisirs, et encore elles sont plus fortement recommandées à celles que leur position condamne à ces abus.

3° Toute fille saine et propre qui, par sa position sociale ou par des circonstances dues au hasard et au besoin, peut être exposée souvent aux maladies vénériennes; si elle ne veut jamais être attaquée par ce mal funeste, fera bien, avant de se livrer à l'homme, de le prier de se laver avec l'eau alcoolisé et uriner en même temps, précaution très-bonne et très-salutaire.

4e Dans le cas où l'on se sert d'alcool étendu pour les lotions, comme nous les proposons, si une personne est bien malade, elle éprouve des douleurs, et il est bon de s'abstenir, quand il est facile à l'autre de le découvrir. Mais c'est la femme qui peut reconnaître plus facilement l'homme malade, lequel, par ses précautions et par son impuissance, est trahi souvent, et alors il faut prendre des injections tout de suite avec l'alcool.

5° Le coléocoréthron ou brosse hygiénique est encore un meuble indispensable dans les maisons de tolérance, et comme les visites réglementaires n'ont pas lieu tous les jours dans ces maisons, par ce nouveau moyen toute infection deviendra impossible.

6° Le coléocoréthron peut rendre encore de

grands services aux femmes accouchées, comme nous l'avons dit, et, en un mot, il serait bon dans toutes les positions qui demandent des soins hygiéniques bien administrés.

Dans cette question si obscure et si difficile, en raison de sa nature, à étudier d'une manière nette et précise, telles sont les explications, et les règles générales que notre expérience nous a permis de recommander comme bonnes pour tout le monde dans les circonstances données, et si la prophylaxie à l'aide du coléocoréthron que nous conseillons, et que nous avons tâché d'exprimer dans nos dernières propositions d'une manière claire, est appliquée et suivie soigneusement, elle donnera, nous l'espérons, des résultats qui répondront à notre attente comme aux besoins des malades. Quant à nous, suivant nos forces, dans nos études ultérieures, nous ne cesserons jamais de penser aux moyens de revoir, d'améliorer et de perfectionner de plus en plus notre œuvre. Nous avons fait le vœu depuis longtemps de combattre par tous les moyens possibles la syphylis, cette hideuse et terrible maladie, qui marque très-souvent de stigmates indélébiles les malades qu'elle atteint, qui tarit les générations dans leurs sources, qui sévit dans les armées, et qui menace enfin, si l'on ne s'y oppose, de consumer une grande partie de l'humanité.

TABLE DES MATIÈRES

CHAPITRE PREMIER

CHAPITRE DEUXIÈME

Pages.

CHAPITRE TROISIÈME

CHAPITRE QUATRIÈME

FIN DE LA TABLE

PARIS. — IMPRIMERIE DE A. PARENT, RUE MONSIEUR-LE-PRINCE, 31.

www.ingramcontent.com/pod-product-compliance
Ingram Content Group UK Ltd.
Pitfield, Milton Keynes, MK11 3LW, UK
UKHW012219240726
13966UKWH00003B/851